JN025149

専門外でも不安にならない

救急外来

「はじめの一手」

監修

藤田医科大学病院
岩田充永

編集

国立病院機構名古屋医療センター
近藤貴士郎

東京都立多摩総合医療センター
綿貫 聡

南山堂

執筆者一覧 (執筆順)

岩田　充永　　藤田医科大学病院救急総合内科

近藤貴士郎　　国立病院機構名古屋医療センター救急集中治療科

綿貫　聡　　　東京都立多摩総合医療センター救急・総合診療センター

中西貴大　　　東京都立多摩総合医療センター救急・総合診療センター/救命救急センター

小坂鎮太郎　　板橋中央総合病院総合診療科

後藤　縁　　　名古屋大学医学部附属病院救急科

渡邉紀博　　　新潟市民病院救急科

藤田紗季　　　東京都立多摩総合医療センター産婦人科

本多　泉　　　東京都立多摩総合医療センター産婦人科

佐藤　祐　　　東京都立多摩総合医療センター救急・総合診療センター/呼吸器腫瘍内科

九鬼隆家　　　東京都立多摩総合医療センター救急・総合診療センター/腎臓内科

岡部はるか　　東京都立多摩総合医療センター循環器内科

三ツ橋佑哉　　東京都立多摩総合医療センター循環器内科

保浦修裕　　　東京都立多摩総合医療センター救急・総合診療センター

田宗秀隆　　　東京大学大学院医学系研究科神経細胞生物学分野

樋口直史　　　元 東京都立多摩総合医療センター救急・総合診療センター

角替麻里絵　　東京都立多摩総合医療センター神経・脳血管内科

鈴木夏実　　　利島村国民健康保険診療所

鹿野泰寛　　　東京都立多摩総合医療センター救急・総合診療センター

関口健二　　　信州大学医学部附属病院/市立大町総合病院 総合診療科

土岐徳義　　　東京都立多摩総合医療センター救急・総合診療センター/腎臓内科

荒川裕貴　　　東京都立多摩総合医療センター救急・総合診療センター/救命救急センター

濱口　純　　　東京都立多摩総合医療センター救命救急センター

河原加奈枝　　東京都立多摩総合医療センター救急・総合診療センター

米倉宏昭　　　東京都立多摩総合医療センター救急・総合診療センター

岩浪　悟　　　東京都立多摩総合医療センター救急・総合診療センター

監修のことば

　なんとも過激な本が執筆されたものである.

　救急科専門医の中でも，救急外来（ER）を主たる仕事場とするER型救急医の多くが「ERにはER型救急医が常駐することが理想型」と専門性を主張するなかで，『専門外でも不安にならない 救急外来「はじめの一手」』という自らの専門性を否定しかねないような本を書いてしまうのだから.

　この国の救急医療は，専門外にも対応する各科専門医と臨床研修医が，必死に対応していることで支えられているのが現実である. 救急科専門医が順調に増えているとは言い難い現状で，専門外の医師が救急外来で必死に診療していることに敬意を払うことを忘れてER型救急医が常駐することの優位性ばかりが強調されてしまうのは，なんだか遠い夢物語を聞かされているようで，"Change！"と叫んで現状を破壊したくなり，国民には何も利益をもたらさないのではないかと危惧することがあった. そのような中で本書を出版することは，編者らの各科専門医への敬意と自分のアイデンティティーが確立しているという自信の表れであろう.

　「専門外に対応している医師に敬意を払い，彼らの助けになる仕事をしたい」という執筆者の姿勢には心から共感した.

　編者の綿貫 聡 先生は，総合診療の立場から重症度に関係なく受診する救急診療（ER型救急）に携わり，安全管理学を学ばれた稀有な存在のジェネラリストである. 医学的な知識だけでなく，地域の医療を支えるためにはシステムの構築が必要であることを理解され，座談会でのテーマ設定は本当に鋭いものであった.

　もう一人の編者である近藤貴士郎 先生は，研修医時代から知っている救急医である. 優秀なのは十分理解していたが，寡黙なので，まさかこれほどの知恵をため込んでいるとは想像だにしなかった（「もっと早く出してよ. 俺も教えてほしかった」と心の底から思う）.

　毎日が，「どうか無事に過ぎますように，目の前の患者さんに不利益が及びませんように」と祈るばかりの中年医師にとっては，このような気鋭の後輩医師たちの「暗黙知」から学ぶことが成長の糧である. 齢を重ねた分，これまでにたくさんの後輩医師と出会ってきた. 優秀な医師には，成熟した心技に到達するのに成長著しい時期があるように感じる（残念ながら，私にはなかった）. 編者の2人はまさにその時期なのであろう. 羨ましい. 少しでも彼らから学びたい. そんな思いに駆られたときに，彼らが医師人生の中でもベストな時期で，経験値・暗黙知を文字にして

くれた本書の出版は嬉しい限りだ.

　彼らより若い世代の医師は，優秀な指導医に学ぶことができる貴重な機会として，また私のような彼らより年長の世代は，ジェラシーを感じながらも彼ら優秀な青年医師の知恵から学ぶ貴重な機会として，ぜひ本書を読んでほしい.

　2020 年 1 月

藤田医科大学病院救急総合内科

岩 田 充 永

序

"どのような症状でも，いつでも，受診や相談が可能な救急外来がどの地域にもあったらどんなに素晴らしいだろう"――しかしながら，そのような診療現場を担っているのは一体誰であろうか？

"夜間・休日の時間外の対応，救急外来診療の多くを担っているのは，救急を専門とした医師ではない"――救急科専門医が数多くいて，北米型 ER の形式で運営されている救急外来・救命救急センターは，日本で増えてきたものの，日本全国の救急外来での診療の多くは，救急専従ではない医師の努力によって支えられているのが現状である．

本書は，そのような中で地域の救急外来での診療に向き合っている臨床医の皆さんにとって臨床現場で役立つ内容を届けたい，という私たちの想いから始まった．それぞれの得意な分野は自信を持って対応できるが，不得意な分野では不安になりながらも対応せざるを得ず，患者さんの方針決定に苦労する機会も多いと思われる．そのような日常において，本書の内容がお役に立てれば幸いである．

本書はまず，岩田充永先生を交えた座談会を通じて現場でよくある悩みに応えていくことから始まる構成とした．そして第 3 章では，救急科専門医に加えて，プライマリ・ケアを中心として横断的な診療能力を有した総合診療医，またそれぞれの得意分野を生かした形で内科医，外科医がコラボレーションすることで救急外来診療に関わることをイメージした解説となっている．専門としない症状や領域についても disposition（その場での最適な方針）をつけられるようになるための心構えや知恵については，この 4 人の対話を通じて学ぶことができるだろう．

さらに，救急外来においては診療以外で必要とされる運営やマネジメントに関わることも多いため，第 4 章ではそれらに関する Q & A 形式の解説を掲載した．

症状を問わず受診が可能な救急外来が開設されていることは，地域にとっては非常に大切であり，それを担う救急医療を病院全体で支えていくためには，多くの方々の協力が必要である．皆さんの施設においても救急外来の診療に多くの方が関わることで，地域の礎としての救急外来がより強固なものとなり，地域の方々にとってより良い医療が提供されることを願っている．

2020 年 1 月

綿貫　聡，近藤貴士郎

目 次

第4章 専門外でも知っておきたい診療以外の対応と運営の知識 Q & A

座談会

　地域医療に必要な救急外来は，救急科専門医の人数が少ないこともあり，救急を専門としていない先生方が大部分を担っているという現状があります．本書は，専門外の先生方が，少しでも救急外来に関わる際の不安を減らせるように企画立案されました．発刊の経緯や，救急外来の現状と問題点，今後の課題などを，監修の岩田充永 先生，編者の近藤貴士郎 先生，綿貫 聡 先生にお集まりいただき，お話を伺いました．

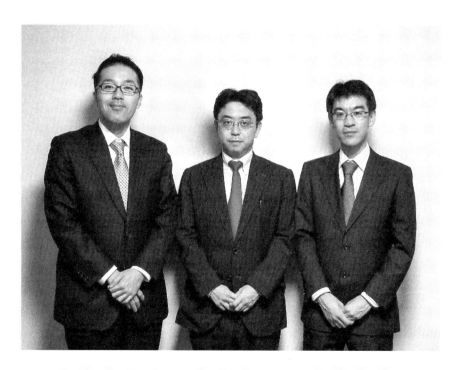

綿貫 聡 (司会)
Satoshi Watanuki
東京都立
多摩総合医療センター

岩田充永
Mitsunaga Iwata
藤田医科大学病院

近藤貴士郎
Takashiro Kondo
国立病院機構
名古屋医療センター

発刊の経緯と本書への想い

綿貫　本書の発刊の経緯について，まずは近藤先生から少しお話しいただけますか？

近藤　救急がバックグラウンドではない綿貫先生から，今度，救急外来に関わることになったが，救急が専門じゃない人たちに向けた書籍がほとんどない，という話を聞いたことからこの企画が始まりました．

綿貫　私はもともとリウマチ・膠原病をみていて，いざ救急外来に関わるという状況になり，医学的な部分，あるいはマネジメントなども実際どうしていけばいいのかわかりませんでした．救急科専門医ではない人たちの力というのは，日本の時間外外来の診療の中でそれなりに大きな割合を占めるのではないかと考え，その人たちの参考になる書籍がつくれればと思っていたところでした．

近藤　救急専門といっても，その中で救急外来をやる人たちというのは多くはなくて，ほとんどが三次救急や集中治療をしている人たちなので，いくら救急科専門医という名前がついていても，ER型の救急外来をすべて受けてマネジメントができる人はまだ多くはないという印象があります．

岩田　患者さんからみると，まず，困ったときにアクセスが保障される病院があり，そこの病院の医師が救急科専門医であろうと非専門医であろうと，診てくれる病院があるというのはとてもありがたいですよね．救急外来をやっていない病院は，経営戦略上，今後生き残れないと思います．そのような中で救急外来を成り立たせようと思ったら，救急科専門医だけで成り立たないのは当たり前です．非専門医や研修医の力を借りないと，今の日本ではやっていけません．そこに1人，コンダクターのような救急科専門医が責任者としていれば理想的ですが，そこに専門医がいなくても，なんとか専門外でも頑張っている彼らの力になりたい，助けになりたいという想いを込めたのが本書ですよね．

救急外来の現状と問題点

綿貫　先ほど，地域の人たちにとっては医師の専門性に関係なく病院で診てもらえるような環境があればいい，というお話があったと思うのですが，その構造をつくることもなかなか難しいですよね．すごく難しいことではなくても自分の専門領域ではないからあまり手を出したくない，もしくは，手に負えなかったときの対応に困るので，そもそも最初から診るのをためらうという流れもあります．

岩田　これはすごく増えています．安全管理の勉強をしていてすごく問題だと思う

のは，安全管理の人たちが専従していくと，現場のメンタリティを気にせずに，何かが起こるとかなり高い確率で，悪気なく，刑事の取り調べのような雰囲気で情報収集と称して話を聞きます．そうすると，現場は患者を受けないのが一番の安全管理と思うようになります．ここはものすごく病院が気をつけないといけないことになります．最低限これだけは避けて，それ以外の失敗は組織として責任をとるからという文化を病院内につくってあげないといけないですよね．私の施設では，①急性冠症候群（ACS）を疑ったら1回の心電図で1回のトロポニン測定で絶対に帰さない，②血圧低めの血栓溶解療法（tPA）適応の脳梗塞だと思ったら大動脈解離を考慮して血圧の左右差を必ずチェックする，など，

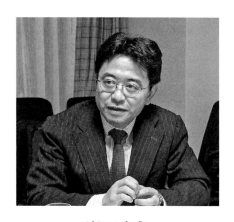

岩田充永

藤田医科大学病院救急総合内科 主任教授

1998年名古屋市立大学医学部卒業．名古屋市立大学病院，名古屋大学病院，協立総合病院で内科・老年科・麻酔科を研修後，2002年に名古屋掖済会病院救命救急センターで勤務．2012年藤田保健衛生大学（当時）救急総合内科准教授を経て，2014年より現職．日本救急医学会救急科専門医・指導医，日本内科学会総合内科専門医，日本老年医学会老年病専門医．

これだけは外さないでくれという項目をいくつか決めています．これを守っていたのに失敗したのであれば，それは全部責任者の責任になるとしています．そういう決めごとをつくっておいてあげると，現場も少しは気持ちが楽になるのではないかと思います．

綿貫　救急外来の特殊性かもしれませんが，情報が揃っておらず，物量も少し足りなくて時間的な制約もあり，診断エラーも起こりやすいという状況での診療になるので，正しいことをしていてもアウトカムがよくない場合があります．ある一定の確率で非定型のものが入ってくるので，アウトカムを問うという形ではなくて，プロセスのところで守ってくれるようなルールを決めるのは非常に良いアイデアですね．

岩田　私は救急を専門にしていますが，自分の中では非常に低く目標を設定しています．救急外来での訴訟のリスクなどを考えても，「ST上昇型心筋梗塞」「くも膜下出血」「異所性妊娠」は絶対に逃さないけど，それ以外であれば少し逃しても許容範囲というような目標設定にしています．そうすると，例えば皮膚科の先生などに

ST 上昇型心筋梗塞を逃さないためには，高齢者糖尿病患者，透析患者で，臍から上部の症状であれば，とりあえず心電図だけはとっておいてくださいと伝えます．異所性妊娠を逃さないためには，若い女性の意識消失なら，とりあえず妊娠反応をチェックしましょうなど，そういうルールをつくり，目標を低く設定するのはどうかなと考えています．とにかく，"数時間以内に手術をしないと，あるいは治療を開始しないと命に関わるものを見つけるのが救急外来"だと，受診する側にも理解してもらうことが大切だと思います．救急外来で診断を確定できたらかっこいいですが，むしろ救急外来は除外をする場所だと思っています．診断がつかないけど，自宅に帰して明日また来てもらえばいいのか，または，やはり急な ADL の落ち方は急病だからとりあえず診断は確定しないまま入院で様子をみたいよね，というような緩やかな救急外来をつくれれば，非専門医は参加しやすいと思います．

綿貫　救急外来は診断をつける場ではなく，除外と disposition をつけるというのがメインテーマのような感じがしていますが，disposition をつけるということに対して近藤先生が意識されていることはありますか？

近藤　まず，disposition というのは「帰宅可か入院させるのか，コンサルトするのか」というような大まかな方向性をつけることをいいます．救急外来では複数の患者を同時に診療しながら，できるだけ短時間で disposition をつける必要があります．そのため，患者からの現病歴・内服・既往歴などの情報収集や，診察・検査を効率よく行うことを意識しています．

岩田　問題になるのが，引き継ぐ診療科が確定しないが，帰すには危険が伴う患者さんをどうするかというときです．総合内科などの受け皿があればよいですが，そういうのがない場合に現場は何をするかというと，どこの診療科にも分類できないので，とりあえず今日は帰ってもらうというような判断をします．

近藤　問題を先送りしているような感じですね．

岩田　カナダの研究で，救急外来から帰宅させて 1 週間以内に予測外に亡くなった人が 1/800 例くらい出ています[1]．その主訴をみると，全身倦怠感，呼びかけに対する反応が悪い，意識変容，息が苦しそう，どこかの痛みなど，どこの臓器が原因か決まりにくいような症状がすごくハイリスクで，胸痛などは意外にそういう失敗が少ないという結果が出ています．さらに，そういう患者の救急外来受診からの入院，あるいは救急搬送からの入院率が高い病院ほど，予想外に亡くなるリスクが低いという報告があります．管理する側からすると，原因が特定の臓器に決まらなくても心配だったらとりあえず一晩入院させてくれと，帰さないでくれと，そのためにベッドをつくりましたというところまではやりますが，そういう患者さんを

だれが担当するのかというバックアップ体制ができないと難しいですよね.

綿貫　それはすごく大事で,結局,患者さんが流れていく先を組織としてどう担保するかという話になっていくと思います.入院患者さんの公平な分担や,そういう患者さんをみてくれる人たちの内的な動機づけの向上などが担保されるとか,そういう話が出ないまま,初療のときにどうするかという話で終わってしまっていますよね.

岩田　それは救急外来の管理者の仕事で,さらには病院の経営陣,上層部とで必ず話し合わなければいけないことだと思います.それがうまくいっている病院というのは,人が集まっていますよね.後方部隊はすごく大事ですし,総合内科がないと救急外来というのはうまくいかないなと思います.

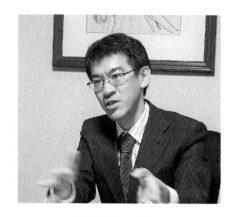

近藤貴士郎
国立病院機構名古屋医療センター
救急集中治療科 ER 室長

2006 年名古屋大学医学部卒業.名古屋掖済会病院で初期研修後,救急科で勤務.2015 年京都大学大学院医療疫学分野で専門職学位課程(MPH)を修了し,同年より名古屋医療センター救急集中治療科で ER の立ち上げを行う.2016 年より現職.日本救急医学会救急科専門医,日本内科学会総合内科専門医.

綿貫　救急外来の仕事はそこで完結するものではなくて,後日の各診療科の外来などで診てもらうという病院全体のサポート体制も必要だということを理解しなければいけませんね.適切なフォローアップという点でいうと,そのようなサポート体制が担保されたうえで,その日は除外と disposition に徹して,翌日また診せてくださいというのが原則で,救急外来の基本スタンスということでよいでしょうか?

岩田　そういう理解が得られなければ,朝まで救急外来で経過観察として,通常診療の時間まで待ってもらうというのも一つの手かもしれませんね.

綿貫　いつも難しいなと思うのが,明日また来てなのか,8 時間後にまた診たいなのか,週末を挟むときに土日に申し送りがしづらいなどの問題が出てきますよね.私の施設では救急外来の指導担当者を確保できるようになったため,経過を追いかけなければいけない患者さんを日勤帯で拾えるようにしています.でもそれがないとやはり不安で,救急外来での診療はできないなと思います.

岩田　夜中に無理して帰した患者さんは翌朝にカルテレビューをして,心配な患者さんにはこちらから積極的に電話をかけて状態を確認できるシステム(電話再診)

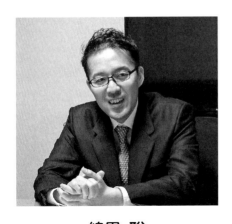

綿貫 聡

東京都立多摩総合医療センター
救急・総合診療センター 医長

2006年東京慈恵会医科大学医学部卒業．東京都
立府中病院で初期・後期研修後，2012年より東
京都立多摩総合医療センターに勤務し，救急診療
科，総合内科，リウマチ膠原病科を兼務．2016
年より現職．臨床現場での診断エラー，卒後研修
教育，マネジメント・組織運営に興味があり，学
習を続けつつ，院内外での教育活動を行っている．

をつくっておくといいかもしれないで
すね．そのような対応をしている病院
は多いですね．夜間に即時に指導医が
全部みるのは難しいけど，翌朝に責任
者が昨晩の状況を確認して対応するの
は可能ですよね．

近藤　うちは救急の責任者が1人し
かいないので，そこまで当直帯の症例
を全部レビューできていません．ひと
まず，翌日再診を原則にして，経過を
みるということにしています．あと
は，当直の研修医に困ったことがあっ
たかを聞いて，不安な症例があればカ
ルテをみながら症例検討をしています．

岩田　大事なのはその病院のできる範
囲でやっていくことです．

綿貫　患者さんとご家族への説明の仕
方についてはどうですか？　画像など
についてはわかりやすいかと思います

が，何か工夫されていることなどはありますか？

近藤　救急外来できちんと説明したのに，次の外来時には「そんなことは聞いて
いない」と言われたりするので，説明したことはきちんとカルテに記入するように指
導しています．

綿貫　例えば，帰宅指示書などを症候ごとにつくっている病院などもありますが，
岩田先生の施設ではどうでしょうか？

岩田　そこまでできるといいですが，今のところできてはいないですね．対応する
トラブルで一番多いのはコミュニケーションに関することですよね．そもそも医療
者は，コミュニケーションは受け手で成立すると理解していないから，「僕はちゃ
んと言いました」でも伝わっていない，ということは何度もあります．コミュニ
ケーションは受け手が理解して初めて成り立つものです．医療者はもっとそこを意
識しないといけません．言ったかどうかではなく伝わったかどうかが大事で，受け
手側にも職業や教育歴など，いろいろな社会的背景があるので，そこに合わせて説
明する必要があります．研修医などの若い医師が説明して，その理解が得られてい

るかをベテランの看護師さんに確認してもらってフォローしてもらい，もう一度家族にコミュニケーションをとってもらうという文化が根付いている救急外来はすごく強いです.

綿貫　医師以外の職種の協力で担保するということですね.

岩田　救急外来というのはコミュニケーションが不調に終わるリスクが高い場ですよね．非専門医や研修医など診療に不安な医療者と，すでに長時間待たされてイライラしている患者さんとの出会いが楽しいものになるわけがないし，理想論にはなりますが，それを理解して，何重にも網が張られているような対策をしないといけません．このような状態で，そこに1つ失敗が入ると一気に不満が爆発します.

綿貫　最後のくさびがどこかで入って負の連鎖がとまればよいですが….

岩田　でもやはり，誰の言葉に一番影響力があるかというと医者ですよね．事務職員に冷たくされた，看護師さんの態度が冷たい，でも最後に医者がとても良い態度だったら全体的に良い印象になります．それくらい医者の持つ言葉の重みというのは大きいので，その影響力を利用しない手はありません．良いほうに使うという演技力を身につけるというのはすごく大事なことだと思います.

綿貫　演じることは大事だとよくおっしゃっていますよね.

岩田　専門の説明であれば演じられても，不安のある専門外だとなかなか演じられないところは当然あるので，せめて救急外来の固定メンバー（看護師さんや事務職員でもいいので）がフォローしてもらえるとよいかと思います.

近藤　私の経験上，病状説明の前に，説明を受ける人と患者さんの関係を確認することもかなり大事だと思います．付き添いの方を家族だと思って説明していたら，全然関係のない人だったり，てんかんの患者さんが運ばれてきて，病気の説明を付き添いの会社の人に話したら，会社には病気のことを話していなかったために，もめたりすることもありました.

岩田　救急外来では，付き添いで一緒に来ている人たちを家族だと思い込まないことが大事ですね.

専門外で困るケースと専門医へのコンサルテーション

綿貫　専門外で困るケースや，専門科へのコンサルトのタイミングなど，知らない領域に関してどこまで対応するかの線引きが不明瞭な場合，どういうスタンスで診療してもらうとよいか，コメントをいただけますか？

岩田　どこまでやるかは医療機関によりますね．例えば，自然気胸の患者さんがきたら救急外来でドレーンまで入れて入院させておく病院もあれば，必ず呼吸器内科

を呼ばなければいけないという病院もありますよね．どこまでやるかは本人の技量，自信，やる気と，専門科の考え方の両方から決めるべきものだと思います．しかも，専門医もそのときの機嫌によって「こんなことまで専門外の人が対応するなんて」「こんなこともやらないなんて」と変わるので，どこまでやるかのラインをある程度病院内で統一しておくことは大事なことだと思います．

綿貫　救急外来勤務者が困らないように，方針をその病院なりに明文化しておくということですね．また，昼と夜の時間帯なりに，ということも含めてですよね．オンコールが24時間対応してくれない病院もあるので，このような症例が来たら転送してくださいというのもありますしね．

岩田　目標設定の低いところでいうと，例えば，皮膚科の先生が当直しているときに，身体が動かないという主訴で患者さんが来た場合，皮膚科の先生は普段みていない患者さんだけど，動かない原因で一番怖いのは脳梗塞だろうかと疑い，まずはバイタルを測ってもらう．動かないのは左右半分のどちらか（片麻痺）で，頭部CTを撮って出血があれば脳外科を呼んでもらう，出血が確認できないときはMRIを撮ってもらうようにお願いするなど，どの段階で虚血性の脳卒中をみるチームを呼んでもらうのか，ある程度わかりやすくしておいてあげないと非専門医の先生は不安になりますよね．

綿貫　プロセスフローのレベルに落とし込んでの方針づくりがいいのでしょうかね．

岩田　皮膚科の先生がやっと，この人は右半分しか動かないから片麻痺だよね，出血も白いところがないから認められないよねと，ギリギリのメンタリティで頑張っているのに，専門医への紹介電話で皮膚科の先生の気持ちがわからない専門医から，"NIHSSは？ 発症は？"と聞かれた瞬間に，皮膚科の先生は「こんな病院で二度と救急やりたくない」と思いますよね．専門医側も要求水準を高くしすぎないようにするべきです．逆に救急医だったら，厳しくしてもらったほうが育つのでよいのですが．

近藤　コンサルトされる側とする側が本来は平等な立場であるべきですが，呼ばれる側のほうがやはり偉いというふうに感じてしまいますよね．私は，相手がどういう情報がほしいかを意識してコンサルトできるように，普段から心がけています．

綿貫　各診療科が求めるような情報までを揃えてコンサルトできるのが本当は理想的ですよね．

岩田　コンサルテーションはトラブルの元となる大きな要因で，研修医が上級医・指導医に電話をしたが電話先でものすごい叱責を受けて，気持ちが塞ぎ出てこれないという状況はどこの病院でもよくあります．指導医の立場からすると，言ってい

ることがよくわからないから怒るけど，研修医からするとよくわからないから相談しているという状況で，よくわからないことをよくわからないまま，患者をみていない専門医に電話したらよくわからない人がもう一人増えてしまうだけですよね．ここで，SBAR〔エスバー：Situation（状況），Background（背景），Assessment（評価），Recommendation（提案）〕がとても役に立ちます．状況や背景は伝えられるが，ダメなコンサルトはやはり評価が伝えられない．コンサルトする側への提案が抜けていますよね．どこで困っているのか，評価と提案をはっきりさせるコンサルテーションはとても大事だと思います．状況報告ではなく，専門医にどうしてほしいかをはっきり伝えることがすごく大事です．

綿貫　相手側への配慮についてはどうでしょうか？

近藤　基本的なことですが，電話をしたらまず名乗る，忙しいときに受ける電話とそうでないときでは余裕が違うので，今話していいかどうか（相手の状況）を確認，それから，最初に目的を伝えることが大事かなと思います．

岩田　ダラダラ話さない，電話でのプレゼンテーションは1分以内が基本です．

綿貫　話を始めると長くなってしまうこともありますよね．

岩田　最初は1分以内で話して，相手側が詳しく聞かせてほしいという場合に，詳細を話せばよいと思います．

綿貫　情報量を絞った1分以内のプレゼンでなければいけませんね．

岩田　非専門医が救急外来をしている場合の強みは，専門分野の場合は，逆にコンサルトを受ける立場になるので，それぞれの立場の気持ちがわかることです．双方反対側の立場を経験することはすごく大事なことだと思います．

週末前，長期連休前などに意識していること

近藤　私の施設では，長期連休になると次にフォローする外来が先になるので，場合によってはきちんと申し送りをして，救急外来で再診してもらうこともします．

岩田　数日後にフォローしたいのは，3日以上の小児の発熱や，動物咬傷，傷の処置，蜂窩織炎で外来の抗菌薬点滴静注で対応できそうなものをどうやってフォローするのか，高齢者の頭部外傷などは遅れて症状が出てくるので，その症状を設定していても，具体的にどのようなルールで対応するかは施設ごとに決めるしかないと思います．

綿貫　普段は担保されるけど，連休の場合は，このパターンは何日後にみたほうがいいよというラインを決める必要があるということですよね．そして，それを設定するのであれば，誰がみるのかもあわせて決めておくべきですよね．

岩田　フォーカス不明の発熱で血培をとった場合で，結果，陽性という連絡が検査室からくるときがありますよね．それが連休中だと，たぶん救急外来に電話がかかってくると思います．そういうときの電話再診とかですね．あとは，耳鼻科や眼科などのマイナー科の外来が10日後にしかありませんというときに，どうするかという問題がありますね．

近藤　そういうときは，地域の耳鼻科当番の病院を紹介する方法もありますね．

岩田　普段なら救急外来ではやらない処置をせざるを得ないことも連休前はあるので，そのときは，電話相談がいくこともあることを各科の先生には知っておいてもらうことが必要かもしれませんね．

綿貫　そのような窓口をつくっておくこともすごく大事ですよね．話を聞いてもらうだけで解決することも結構ありますから．

岩田　当たり前ですが，とにかくリソースを連休が始まる前に準備しておくことが必要です．

綿貫　各科の休み情報や，当番病院についての情報が掲載されているような，連休の手引きみたいなものはありますか？

近藤　地域から当番病院のリストがきます．長期連休のときに，なか日をどこかの病院があけてくれると安心ですよね．

岩田　長期連休があるときは，救急医の立場からすると直感的に"何か事故が起こると困る"と思います．休日・祝日の場合は，お子さんがいる医師のために，院内の託児所の確保など別の対応も求められますし，なんとか人員が確保できるように対応します．

近藤　連休中に医師が働くための病院のサポートも必要ですね．

綿貫　病院からサポートを受けるためには，救急外来を適切に評価してもらうことが必要ですが，それがすごく難しいことだと思っています．ベッドの稼働率は上がるようだけど，その利益は全部専門科にいくうえに，リソースが過多になったり，過少になったりすごく変動があるので，そのあたりを上層部が評価してくれるといいですよね．

岩田　私はとにかく，全入院に占める救急外来からの割合をもって，病院にアピールしましたね．私が赴任したときは20％でしたが，入院の閾値を低く設定して，今は30％になっています．5人に一人が3人に一人になると，救急外来を軽視したら病院が傾くと思ってもらえますからね．

近藤　外来患者数や，救急患者数など，数字でわかりやすく示せるものを使うということですね．

行き先のない患者さんをどうするか

近藤　私の施設は，時間帯ごとに当番の人を決めています．科ごとでやると，人数が違うので不平等だということで，科ではなく個人に振り分けています．振り分ける医師が何年目までになるかというのは病院ごとに違うと思いますが，人ベースで順番に振り分けていくことになりました．

綿貫　振り分けに協力的でない場合はどう解決していますか？　その枠組はどうやって構築しましたか？

近藤　もともとは救急から入院になる患者数をベースに，大まかに診療科ごとに振り分けていましたが，科ごとの振り分け人数が内科で問題になり，そこで話し合われて今のような体制に決まりました．それは日中ですが，夜は，当直の内科の人が拾ったもの負けで，朝の再割り振りは，各科でやってもらうという流れです．

綿貫　私の施設では，日中は完全に均等ではないけれども診療科に割り振られていて，夜は基本的に対応したら主治医欄は記入せずに，朝に再割り振りをかけるかたちでやっています．内科の部長が診療科間で割り振るように調整しています．

岩田　それができると，当直帯に後に起こることを想定して入院させないということがなくなりますね．

綿貫　とりあえず入院させて，その間をみるというのが仕事になると，意外と問題は起きないです．

岩田　何らかのルールをつくっていこうと力が働く病院は，やはり救急をやれるんですよ．恐ろしいことに，それがまったくないところがありますよね．なので，救急医療といえば，三次救急とか，心筋梗塞などのすぐに手術ができるものなどの派手な面にしか目がいっていないと，実際に現場で行き所がない患者さんをどうするかで困りますよね．

綿貫　バックアップ診療科の話に関しては，岩田先生の施設のように，すべて受けますというような救急部門の中で担保するものか，すべて診ますという総合内科が外にあるか，もしくは，みんなでルールを決めますかというかたちのいずれかの力が働かないと難しいですね．

岩田　ルールを決めたらそこでの入院の決定権はどちらになりますか？　救急外来の医師が入院だと考えても，当番の医者がこれは入院じゃないよと無理やり帰すということもありえますよね．

綿貫　帰宅させた場合は，帰宅させた側の責任になると思います．責任問題については救急外来としては入院を勧めましたと一つ線を引きますが，ただ，患者さんの

安全を考えたときに何か重大なことが起こると困るので，救急外来側が入院を決定したら基本的には入院させてもらえるような対応が理想的ですよね.

社会的弱者への対応

綿貫　夜にこのような患者さんが来る場合はどうしていますか？

近藤　帰せない場合は，現実的には朝まで救急外来で待ってもらうのも一つの手かなと思います. 平日の日中が回ってくるまで待とうということですね.

岩田　どの病院も一度は経験していて，なんとかなっていますよね. そのなんとかなったときの方法が記録に残っているといいですよね.

綿貫　医学的にはニーズがなくても帰れないという事象で，警察保護という手が場合によってはありますよね. 私の施設では，家がないとか帰る手段がないというようなときには警察を呼んだりします. 結局，動けない，帰れないだと，それが解決するまで入院させる，入院する診療科がどこになるかを決める，もしくは，そのときに決断する人が誰かというのを決めておく必要があります. うちでは上席当直(病院長代行当直) が設定されているので，その人に委ねています.

岩田　入院させると決めてしまえば，結構簡単というか，院内の問題になりますから. 帰すけど，帰るお金がない，手段がないなどは困りますよね. でも，メディカルに関わらない困るケースを非専門医の先生に対応してもらわないですむようにしたいですよね.

綿貫　夜に，そういう調整や業務を担う人がいたら変わるのかなといつも思いますが，結局つなぐリソースがその人たちにもないから，いてもしょうがないのかもしれないですね.

岩田　社会的弱者は比較的，社会的入院を許容するという方法で対応できますよね.

診たくないと誰もが思うケースへの対応

綿貫　陰性感情が生じてしまうケースに対して，非専門医の先生に何を求めますか？

近藤　いろんな人を巻き込むというのが大事だなと思っていて，医師だけの対応が難しい場合は，警備員を呼ぶとか，事務職員を呼ぶとか，場合によっては警察に入ってきてもらうでもいいと思います.

綿貫　いろんなリソースの活用を検討するということですね.

近藤　私の施設では，そういう救急外来で困ったケースに対しては，管理当直を呼ぶというルールにしています.

綿貫　トラブルケース対応のルールですよね. 私の施設でもそれは設定されていま

す．少し前は設定があいまいで，責任者は決まっていましたが，その役割が少し不明瞭でした．ただ，最近はこの上席当直が基本的にトラブルに対する裁量権を持っていて，この人に従うというのがある程度設定されたので，逆にいうと，上席当直がトラブルに対応し記録を残して，翌朝に幹部級の人たちに報告後，それが問題として解決しなければいけない案件であれば，その上席の会のようなところで話をして，個人の問題にしないということにしています．

岩田　それは大事ですよね．

近藤　上が来ないまでにしても，私の施設では困ったケースがあればすべて記録して，しかるべき部署に報告する，つまり「迷惑行為報告書」のようなものがあり，それを提出します．その内容を検討する部会（会議）があって，そこでみんなで対応を考えていくということもしています．

岩田　いろんなケースがあると思いますが，患者さんが何か言っているときには1人で対応しないというのが大事ですよね．酔っている人だと，大勢で取り囲むのが大事ですし，正当なことを言っているようなクレーマー患者さんでも，1人で対応しない．私は自分の中で決めていることがあって，最初の5分は相手の言うことにも一理あるかもしれないと思い聞くようにしています．そして，5分過ぎたらこちらの言い分も説明しようとするんですが，そういう人たちは絶対にこちらの話を聞かないです．「こちらは弱者で，被害者だ」というのを隠さないので，誠実に話を聞く5分，誠実に話をする5分，これ以上言っても聞かないようなら事務部隊に連れ出してくださいとお願いします．

綿貫　"あなたはお客さんではないです"ということですよね．

岩田　そのときに役割分担をなるべく決めるようにはしています．特に今は管理者的な立場なので，いきなり大将が出て行くというのはやはり避けたいため，最初に怒られている研修医にも5分は頑張れといいます．それでも収まらなかったら上級医とか，看護師さんを必ずここで配置するとか，事務職員にはこの時間になったら連れ出してくれというようなことは決めておきます．とにかく，非専門医がここで頑張らなくてもいいようなシステムというのが大事ですね．

　今の救急医の人たちに一番言いたいのは，こういうときに知らないふりをしないでほしいということです．知らないふりをする救急医はけっこう多いです．誰かが困っているときに解決のために努力（協力）をしない救急医というのは，あっという間に信頼を失います．

綿貫　それは救急医だけではなくて，若手が困っていたら関わるというのは大事なことですよね．教育という名のもとに放置しない．

岩田　どんなに立派なリーダー論を語っても，その瞬間に本質がみえますよね．それはすごく思います．

近藤　逆にいえば，上級医，救急医の腕のみせどころですよね．ただ，救急医だけではどうしようもないこともあるので，それが非専門医であればなおさらですよね．だからリソースを活用しましょうと．

岩田　事務職員も当事者意識が全然ないことがあります．普段から関係を良くして，当事者意識を持ってもらうというのはすごく大事です．

綿貫　今，話をしながら自分の振り返りをしているのですが，何でこの仕事を私ができているのかというと，結局，支えてくれるバックアップの設定があるからこなしていけるというのがあるのかなと思います．逆にいえば，医療的にできる救急医であっても，バックアップがまったく整っていない状況で，何を整えなければいけないかを知らないうえに，それを手伝ってくれる人が誰も上にいなかったらできないということだろうと思います．

岩田　事務や看護部に依頼したときにそれを聞いてくれるかというのは，普段の関係性に大きく影響しますよね．普段から見られていると意識をすることは，リーダーになる人にとってはすごく大事なことだと思います．

今後の課題，目指すところ

綿貫　理想と現実的な目標として，救急外来のあり方や，特に非専門医の人たちの関わり方について，近藤先生はどうお考えですか？

近藤　私は，患者さんの立場からすれば，いつ，どこの病院を受診しても最適な診療が受けられるというのが理想ですが，そのためには非専門医の先生方にもある程度，最初の一手を打ってほしいなという思いがあります．現実的には，その最初の一手すら打ってくれない救急外来もあるので，そのためにこの本を活用してもらいたいです．そして，今の自分の役割は何だろうかと考えると，研修医をしっかり教育して，その人たちが救急医になってくれればもちろん嬉しいですが，そうならなくても，地域に出たときに専門がどの科であろうが，きちんと患者対応をしてくれるような医師になってほしいと思っています．

綿貫　言葉の定義で総合診療医というのは何であるかというのは別にして，もう少しジェネラルな人たちが救急外来をしてくれたらというコンセプトはすごくいいと思います．地域の理想を実現するためには，みんなで支えなければいけません．例えば，地域の小児科の開業医さんが，夜の救急外来を手伝いにきてくれるとか，救急外来でなくても一時当番病院を担当してくれるなど，とても大事だと思います．

岩田　非専門医が関わるなら，翌日患者さんが生きていればよいというように目標を低く設定して，みんなでフォローしてあげるというのがとても大切かなと思います．絶対逃してはいけないポイントというのはかなり絞ったほうがいいのかもしれませんね．

綿貫　設定レベルを下げて，いろいろな人に関わってもらいながら，救急外来をきちんと運営して，夜も地域の人たちが診療を受けられるようになっているというのが最優先課題で，クオリティはその次というかたちでしょうか．60点のところが80，90点になるというのは，次の段階の話であり，そこまですると急にレベルが上がりますから．昼は80点を，夜は60点を目指すということでしょうか．

近藤　医療の場合はそこまで急には整わないし，病院の設備や夜間の人的な資源も限られることを，きちんと医療を受ける側にも理解してもらわないといけないですよね．

綿貫　結局，対人サービスなので，遠隔診療，遠隔診断，時差的な対応などができても，物量が整わないと最終的には実現できないというところがどうしてもあります．私は，救急外来がきちんと運営されていないと地域は不幸になると思っています．つまり，良いプライマリ・ケア医がいても，良い専門医がいても，結局，救急対応をしてくれるところがないと，昼間は問題ないけど夜間は困りますよね．それでは片手落ちではないかなと思います．

岩田　メッセージの発し方がとても難しくて，結局最初に話したように「患者を診ないのが一番の安全」と考えたがる医療者がいて，その人たちを救急外来に引っ張り出そうとすると，やはり目標は低くなりますが，そういうところに高いレベルを要求してくる社会があるのも事実です．24時間同じクオリティというのもなかなか難しいですよね．アクセスとコストとクオリティがあれば，どうしたって2つまでしか選べないし，コストは診療報酬で決められていますから，アクセスを保証したら，やはりクオリティは60％まで下がることを受け手にも許容してもらわなければいけません．

綿貫　救急外来は，地域住民の健康問題を担保する役割を担っています．専門ではないから診られない，処置したことないからできないでは基本的には先が立ち行かないので，決して救急医もすべてを理解して，すべてを整えてやっているわけではないことを知ってもらい，そのエッセンスを共有してもらいたいと思います．組織的なバックアップ，構造やルールが後ろにあってはじめて救急外来が成立しているのがよくわかる座談会だったと思います．本日はありがとうございました．

（名古屋にて）

● **引用文献** ●

1) Obermeyer Z, Cohn B, Wilson M, et al. : Early death after discharge from emergency departments : analysis of national US insurance claims data. BMJ, 2017.

第1章

総　論

専門外の医師が救急外来に関わることの意味合い

本書の目的

「うちは専門外なので診られません」

「今日は○○科専門医がいないといわれました」

　救急外来で夜間の勤務をしていると，ほぼ毎日のように救急隊から上記のような言葉を聞くことがあった．患者にかかりつけの病院があり，そこに搬送依頼をしても当直医が専門外のため受け入れることができないというのである．また，自力で受診する人（独歩）の中にも，かかりつけの病院や，近くの病院のため受診した救急外来で，上記のような理由で診療を断られて筆者の施設にくる人もいた．患者がはじめに相談した病院が，救急告示病院であり，常に医師がいるにもかかわらず断られてしまうのである．もちろん，多くの患者を受け入れている病院も多いが，救急告示病院であるにもかかわらず断るような病院に遭遇することは，患者にとっても不幸なことである．

　なぜ，救急を告示していながら，患者を断ることになるのだろうか？　それは，特に時間外の救急外来は救急を専門としない医師が担当していることが多く，時間外だけ別の病院からアルバイトで来てもらっているという病院も少なくないからである．そのような医師からみれば，専門外の診療をするのは怖いし，その病院の設備の制約で受け入れることができない場合もあるかもしれない．頑張って専門外の患者の診療をしたとしても，万が一重大な見落としがあり後々トラブルになって責任を問われる，なんてことになれば大変である．

　しかし，患者の立場からみたらどうだろうか．どの病院にどの診療科の医師が当直しているかを知ることは容易ではない．救急診療を受けたいと思ったときに，近くの病院に問い合わせてみたものの診察を断られたら，さらに不安を感じてどうしてよいかわからなくなるだろう．実際に，筆者が対応した救急搬送の中にも「近くの病院に問い合わせたが診られないといわれたので，119番に電話した」というケースもある．地域によっては輪番制や救急相談電話窓口などのシステムを作って対応しているところもあるが，すべての住民がそのようなシステムを知っているとは限らず，しかも不安でどうしてよいかわからない状況で本来利用すべき窓口に問

い合わせができるかというと，そうではない．

　本書は，救急外来の多くを担っている救急を専門としない医師にとって，自分の専門外の患者が来たときに「悩ましいと思うこと」や「対応に困るであろうケース」を中心に記載した．専門外の診療をするうえで，少しヒントとなるような，とりあえず患者を診てここまではやって紹介してほしい，という願いを込めて書いている．冒頭にあげたような断りの事例を少しでも減らしたいということが本書の目的の一つである．患者からしても，近くの医療機関で時間外でも適切な診療がされれば喜ばしいことである．また，地域の二次医療機関で適切にある程度の診療がされ，適切に紹介すべき患者を絞ることができれば，救命救急センターのような三次医療機関に軽症患者が集中する傾向を減らすことが期待できる．

　本書の後半では，救急外来を運営するうえで知っておくとよい知識やマネジメントスキルについても記載している．病院勤務で中堅クラスの医師になると，救急を専門としない医師が救急外来の運営を突然任されるというケースもあるだろう．それまで臨床一本で勤務してきた医師が，急に管理業務も多い救急外来を任されて戸惑うこともあるのではないだろうか．救急外来は医学的な対応だけでなく，医師が苦手とする社会的・法的な知識が必要な場面も多くある．救急医であっても対応に苦慮する場面に遭遇することは多いため，救急を専門としない医師にとってはなおさらであろう．また，病院内外の多くの部署と関わりを持つことも救急外来の特徴であり，組織としてのマネジメントスキルも求められる．救急外来で多くの患者を受け入れ，病院の期待に応える運営をするためには，このようなノンテクニカルスキルも知っておくと運営に役立つと思われる．

救急外来の現状

❶ 救急医療制度の問題点

　現在のわが国の救急医療は，昭和52年（1977年）から始まった救急医療対策事業に基づき，初期・第二次・第三次救急医療機関として階層化されているが（図1-1），この体制にはいくつかの問題点がある．

　例えば，第二次医療機関における「入院を要する」というのは診療の結果で判断された状態であり，これから受診しようと思っている患者にとっては，自分の状態が入院が必要かどうかはわからないため，どの病院を受診すればよいか迷うことになる．この体制は治療に観点をおいた階層化のため，診断もしくは重症度判断という点があまり反映されていない．患者の求める医療と病院側の提供する医療に乖離が生じているところが問題である．例えば，夜間に「いつもと違う頭痛」を訴えて

救命救急医療 （第三次救急医療） ・救命救急センター（289ヵ所） ・うち，高度救命救急センター（41ヵ所） 　　　　　　　　平成30年4月1日現在	・緊急性・専門性の高い脳卒中，急性心筋梗塞などや，重症外傷などの複数の診療科領域にわたる疾病など，幅広い疾患に対応して，高度な専門的医療を総合的に実施する． ・その他の医療機関では対応できない重篤患者への医療を担当し，地域の救急患者を最終的に受け入れる役割を果たす．

入院を要する救急医療 （第二次救急医療） ・病院群輪番制病院（396地区，2,874ヵ所） ・共同利用型病院（22ヵ所） 　　　　　　　　平成29年3月31日現在	・地域で発生する救急患者への初期診療を行い，必要に応じて入院治療を行う． ・脳卒中，急性心筋梗塞などに対する医療など，自施設で対応可能な範囲において高度な専門的診療を担う． ・自施設で対応困難な救急患者については，必要な救命処置を行ったあと，速やかに救命救急医療を担う医療機関などへ紹介する．

初期救急医療 ・在宅当番医制（600地区） ・休日夜間急患センター（563ヵ所） 　　　　　　　　平成29年3月31日現在	主に，独歩で来院する軽度の救急患者への夜間および休日における外来診療を行う．

図 1-1　救急医療体制とそれぞれの医療機関に求められる役割
（厚生労働省：第5回 救急・災害医療提供体制等の在り方に関する検討会（平成30年6月21日），資料「救急医療体制の現状と課題について」より抜粋）

　救急受診しようと考えたときに，歩けるなら「念のため診てもらおう」と思って初期医療機関である休日・時間外診療所に行くかもしれないし，「脳出血が心配だから」と救命救急センターを受診するかもしれない．また，高齢者は重篤な疾患でも症状が曖昧になることも多いため，発熱だからと初期医療機関や第二次医療機関を受診しても実は敗血症ショックで集中管理が必要な状態だった，ということもあるだろう．初期医療機関や第二次医療機関を受診する患者の中には，重症な患者が隠れている場合があるということである．

　初期・第二次・第三次医療機関に階層化するという体制は，必要であればより高次な（または低次な）医療機関に転送することとされているが，これは患者がどの医療機関に受診しても適切に診断されることが前提である．したがって，本来であればどの医療機関でも軽症にみえる症状から重篤な疾患を見分ける役割が求められるのである．病状によっては重症疾患がうまく診断されないために高次医療機関に転送されないケースや，重症と確定できないために高次医療機関が必ずしも転送を

表 1-1　平成 31 年度専攻医採用数

領　域	人　数	領　域	人　数
内科	2,794	耳鼻咽喉科	282
外科	826	泌尿器科	255
小児科	548	脳神経外科	252
整形外科	514	放射線科	234
麻酔科	489	形成外科	193
精神科	465	総合診療	179
産婦人科	437	病理	118
眼科	334	リハビリテーション科	69
皮膚科	321	臨床検査	19
救急科	286		

〔日本専門医機構：2019 年度採用数.〈http://www.jmsb.or.jp/kyotu-dl/saiyo_1905.pdf〉より作成〕

引き受けるとは限らないケースがあるということも，この体制の限界といえる．

❷ 救急医不足

　では，救急外来をすべて救急科専門医が担当すればよいと思われるかもしれない．アメリカでは救急部門が全米に約 4,500 あり，それを約 4 万人の救急医が支えている[1]．それでも多数の患者が救急部門に集中するために overcrowding（過剰な混雑）が問題になっている．アメリカと日本では医療アクセスのしやすさなど単純に比較はできないが，国内では救急医療機関が多くあるにもかかわらず，救急科専門医の数は 5,018 人（2019 年 1 月現在）しかおらず，医療機関の数に比べて救急科専門医の数は圧倒的に不足している．しかも，救急科専門医を持っている医師がすべて救急外来を担当しているわけではなく，集中治療や外傷，災害などを専門にする医師も含まれるため，救急外来を専門として活動している医師は多くはない．救急外来を専門として担う医師は非常に不足しているのが現状である．しかも，救急科の後期専門研修では，他科に比べて応募者が多いとはいえず（表 1-1），将来的に救急医が増加することもあまり期待できない．そのため，まだまだ当分の間は，救急外来を，救急を専門としない医師が担当して，夜間でも最善の診療を求められるという状況は変わりそうにないのである．

❸ 高齢者救急の増加

　一次から三次のすべてを受け入れるような，いわゆる ER 型の救急外来で診療していると，まるで老年内科をやっているように思えるほど，高齢者の内科系患者が多いことに気づく．筆者が初期研修を始めた 10 数年ほど前に比べても，高齢者の

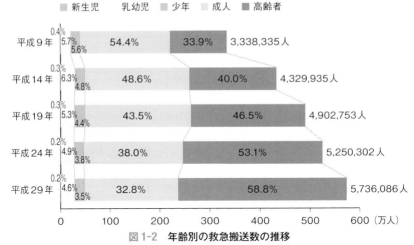

■ 新生児　　乳幼児　■ 少年　■ 成人　■ 高齢者

図 1-2　年齢別の救急搬送数の推移

〈総務省消防庁：平成 30 年版 救急・救助の現況.〈https://www.fdma.go.jp/publication/rescue/items/kkkg_h30_01_kyukyu.pdf〉より抜粋〉

受診が増加しているという実感はあるが，全国の救急搬送数をみても，高齢者の増加が際立っていて，救急搬送増加の一因になっていることがわかる（図 1-2）.

　高齢者の救急患者には 2 つの特徴がある．一つは，臨床的に非典型例が多いということである．「胸痛のない心筋梗塞」「発熱のない肺炎」などにも当然のように遭遇するため，診断のためにある程度は検査を増やすことでカバーしていくしかない．それでも救急外来での限られた検査では診断のつかない例もある．「よくわからないけど発熱があって動けない」「原因はわからないが意識レベルが悪い」という患者がいるため，このような患者を誰が担当するのかということは，あらかじめ決めておく必要がある.

　もう一つは，社会的背景が多様であるということである．独居世帯や老老介護世帯も多く，医学的には入院適応にならないのに社会的な理由で入院とせざるを得ないことがある．例えば，転倒して腰を痛めたが，X 線では骨折もなく医学的には自宅安静でよいのに，独居のため動けなくて生活ができないといったケースである．このようなケースでは，医学的介入はそれほど必要ではないため病院の入院適応にはならないが，だからといって自宅では生活できず，衰弱するのが想定されることから無理やり帰すこともできないのが現状である．介護による介入が望ましいが，すぐに入所できる施設を探してもまず見つからない.

　救急といえば，中毒や重症外傷，ショックに対して緊急の治療介入を行うという

イメージを持っている方もいるだろうが（それも確かに救急の役割として重要である），今後高齢者がますます増加していくことを考えると，このような高齢者救急に対して施設内でどう対応するか，病院と地域でどう連携して整備していくかといったことは大きな課題となる．

専門外の医師からみた救急外来と，専門医からみた救急外来

日本の救急医療は，歴史的には三次救急を担う救命救急センターを中心として発展してきたため，従来初期・二次救急は各科医師が担当していた．各診療科の高度専門化・細分化により，各科医師が初期・二次救急の初期診療に幅広く対応することが困難になってきたことや，医療に求める患者のニーズが高くなってきたことから，救急科専門医が救急外来に関わる必要性が次第に高まり，救急外来を専門とする医師もここ10年ほどで広く認知されるようになった．救急外来は，病院や地域全体で支えなければ成り立たないため，従来どおり各科医師が救急外来に関わる必要がある一方で，救急科専門医とどこで線引きするかの役割分担は，それぞれの医療機関により異なる．すべての患者を救急科専門医が担当する病院もあれば，救急車だけ救急科専門医が担当して独歩来院は各科医師が担当する病院など，さまざまである．どのような場合でも救急外来が最もその機能を発揮するには，それぞれの専門性を理解して，お互いの救急外来への関わり方を知っておく必要がある．

専門外の医師と救急外来の関わり

専門外の医師と救急外来の関わりとしては，主に次のような3つのケースがある．
① 救急担当医からコンサルトされて自分の診療科の患者だけを診療するとき
② 院内当番や夜間救急のアルバイトなどで一定時間の診療を担当するとき
③ 救急外来部門の診療医，責任者として関わるとき

①のケースでは，コンサルトされた医師にしてみれば，自分の専門分野なので臨床判断をするうえではそう困ることはないが，日々の多忙な臨床業務の途中で救急外来から前触れもなく電話がかかってきて，予定外の仕事を増やされることになり，あまり快いものではない．一方で救急担当医の立場からすると，救急を担当する医師だけでは完結しないこともあり，各診療科の協力なしでは救急診療は成り立たない．そのため，コンサルトされる側とコンサルトする側がお互いのことを理解しておく必要がある．

②のケースでは，おそらく自ら好んで救急当番を増やしたいと考えている人はそう多くはないだろう．誰かがやらなければならないから仕方なくやっているという義務感で働いていて，自分の担当する時間だけなんとか乗り切りたいと考えている人もいるのではないだろうか．平日日中であればすぐに他科専門医に相談できるが，休日夜間では近くに相談できる人もいないため，自分の専門外で対応に自信のない患者ははじめから断って自分の時間はなんとか大きなトラブルなく過ごしたい，という心理が働くことになる．また，若いうちには当直が多かったものの年次が上がるにつれて次第に当直が減ってくると，救急当番の間隔が長くなってくる．そうなると，次第に救急のセンスが鈍るため，救急当番を不安に感じる要因になる．

③では各科専門医あるいは指導医を取得した中堅からベテランクラスの医師が，病院が救急に力を入れるという段になって救急外来部門の診療を行ったり，管理運営を任されたりするというケースである．この場合は，慣れない救急患者の対応に加え，専門としない部署を運営するために他部署との交渉や患者トラブル対応などで管理職的な要素も大きくなる．

管理者として関わるケースは別として，①②のいずれにしても救急外来には一時的にしか関わることがない．各科医師は病棟業務と兼任しながらのため，救急外来の診療の質を担保しにくく，負担も大きいと思われる．また，初期臨床研修で救急外来研修は必修化されたが，時間帯によって担当医師が変わると教育の一貫性を保つことは困難である．したがって，救急外来という専門性はこれまでなかなか認識されなかった．

専門医からみた救急外来

日本救急医学会によると，救急科専門医は「病気，けが，やけどや中毒などによる急病の方を診療科に関係なく診療」するとある．救急外来は，いつどのような患者でも受け入れることができるため，専門医にとってはその専門性を発揮する場となる．具体的には，患者の年齢，症状，病態，診療科にかかわらず受け入れて，緊急性や重症度の判断と disposition（帰宅できるか？入院か？），各専門科コンサルトが必要かどうかを判断する．重症と判断した場合には，各科医師に引き継ぐまでに，適切に呼吸や循環を安定させるという役割を持つ．

救急外来に常駐するということは教育面でも有利である．同じような病態でも医師により治療方針が異なるということがある．初期研修医や若手医師，救急救命士にとって，同じ医師に教育されるということは一貫性を持って学ぶことができる．

　病院の運営側の立場からみると，病院として地域に役立つために救急外来をなんとか充実させようと考えていても，救急外来の設備を整えるだけでは救急診療はできない．そこにはやはり誰か責任を持つリーダー的役割を担う医師が必要になる．救急外来という場は病院にとって地域の期待に応える場であり，そこで働く専門医は病院の方針を遂行する役割が求められる．

　ただ，救急外来で働く専門医にとってもストレスを感じることがある．専門医がいると，各科医師だけの体制よりは診療の幅が広がるし，救急隊が頼ってきたり，地域連携での紹介が増えたりするなどして，救急患者が増加する．医師や看護師などの増員が間に合わずスタッフが疲弊したり，設備や機材が不足したり，各科の負担が増えたりする．「救急は救急医がやるもの」「救急医が患者を受け入れるせいで仕事が増える」などの風潮が残っていると，各科医師に引き継ぐ際に調整や連携に苦慮することもある[2]．救急外来から各科医師にコンサルトすることは多いが，その逆はあまりない．どうしても心理的には下にみられがちである．

救急外来を病院全体で支える

　ここまで述べてきたように，ごく一部の ER 型診療を完成させた施設を除いて，現状の日本の救急外来の診療を救急科専門医のみや，救急外来の担当医師のみで行うことは困難である．また，救急外来は救急部門だけでなく各診療科も協力すべきという方針を病院全体で共有して，病院としてバックアップする体制が必要である．

（近藤貴士郎，綿貫　聡）

● 引用文献 ●

1) 日比野誠恵，堀　進悟：米国救急医学の現状と本邦の ER 型救急医療．日救急医会誌．21 (12)：925-934, 2010.
2) 笠木実央子，大友康裕，河原和夫：本邦における救急医療システムの多様性とその問題点に関する考察．日救急医会誌，20：349-460, 2009.

第2章

専門外の診療に対する心構え

1 専門外でも意外と対応できる疾患や症状

　救急外来には小児から高齢者まで，軽症から重症まで，あらゆる症状・疾患の患者が来院する．施設によっては，年齢や症状で制限を設けているところもあるが，それでも患者が問い合わせなく直接来院してしまうこともある．しかし，初期診療のはじめから救急科専門医や各臓器別専門医が必要な患者というのは多くない．そもそも専門医の治療が必要かどうかもわからないし，高次医療機関に送らなくても自分の施設で完結できるかもしれない．

　救命救急センターなどの三次救急医療機関であれば，臓器別専門医が当直あるいは待機ですぐに相談できる環境であるが，まちなかの二次救急医療機関ではアルバイトの当直医が救急外来を担当していることも多いだろう．自分の施設には医師は自分一人で，ふだんあまり対応しないようなけがや症状の患者が来院すると怖いものである．普段見慣れない症状に対応するときは，いつもの思考過程と異なるため，何か重大な疾患を見逃してはいないかと心配になる．もし何かあり，裁判になれば，と一瞬頭をよぎるかもしれない．救急に関する訴訟のなかには「脳神経外科医が心タンポナーデを見逃した」など，専門外の医師が緊急な病態を見逃したことに起因する事例があるのは確かである．それでも，全体からみればトラブルになるようなケースはほんの一部で，しかも見逃しはある程度パターンが決まっているため，そのパターンを知れば回避しうるのである．「うちでは診られません」などと言わずに，「とりあえず診てみよう」と専門医につなぐまでの一手を打ってみてはどうだろうか．患者の立場からしても，時間外でも診てくれたと感謝されるし，次につなぐ専門医の立場からしても，時間外である程度の診療がされていれば感謝されるはずである．

まずはバイタルサインと意識・ABC を

　どんな症状であれ，救急外来ではまず，バイタルサイン（体温，血圧，心拍数，呼吸数），A（Airway：気道），B（Breathing：呼吸），C（Circulation：循環），意識レベルを評価することを欠かしてはいけない．休日診療所でも病院でも，医療機関の規模にかかわらずこの評価はできる．バイタルサインのうち体温や呼吸数の個人差は少ないが，血圧や心拍数は普段と大幅に差があれば異常と捉える．来院時の血

表 2-1　ABC の異常

A（気道）	声が出ない，嗄声
B（呼吸）	頻呼吸，努力様呼吸
C（循環）	冷汗，脈が弱い，脈が速い

圧が 110/80 mmHg と一見正常でも，普段の血圧が 150/100 mmHg であれば血圧低下である．意識・ABC に異常があるかどうかは，来院時の概観や簡単な身体所見で判断できる（表 2-1）．

　バイタルサインや意識・ABC のどれか 1 つでも異常があれば重大な疾患が隠れている可能性を考えて，酸素とモニター，輸液確保の準備をしておき，直ちに異常を解除できるように対応しなくてはならない．例えば，発熱と血圧低下があれば敗血症性ショックの可能性を考えて，発熱の原因を検索するよりも先に輸液ルートを確保して大量輸液を行う．咽頭痛の症状で，嗄声があり唾液も飲み込めないようなら，気道の問題を考えて，直ちに気道確保が必要である．これらを安定化させる処置，治療をしながら，原因検索を進めていく．

救急外来でよくみる症状と見逃してはいけない疾患

　ここでは，救急外来でよくみる症状と，それに関連する主に緊急性のある病態や生命に関わる疾患を中心にみていく．これだけは見逃してはいけないという疾患群である．専門外の症状や疾患というだけでも苦手意識を持ってしまうが，病歴や身体所見をとり，特別な検査をしなくても，ある程度判断できるものである．確定診断をつける必要はない．救急外来ではオーバートリアージは許容されるため，見逃してはいけない疾患を自信を持って除外できないのであれば転院の判断でよい．第3 章でもいくつか取り上げているが，そこで掲載していない症候について以下にまとめる（表 2-2）．

❶ 頭 痛

　とにもかくにも，まずくも膜下出血（subarachnoid hemorrhage：SAH）と，髄膜炎を考える．「これまでに経験したことのない強い頭痛」「突然発症した頭痛」があれば迷わず頭部 CT を撮る．CT がない施設では，脳神経外科が対応できる施設に転送する．転送するときは再破裂を防ぐためになるべく刺激をせず，可能なら鎮痛と降圧をしておく．突発・最悪の頭痛で CT で何も所見がないようにみえても，小さな出血が隠れていることがあるため SAH の否定はできない．また，突発・最悪の頭痛で発症したが来院時には改善しているという場合でも，警告出血の可能性

表 2-2　見逃してはいけない疾患とキーワード

頭 痛	くも膜下出血	突発・最悪の頭痛
	髄膜炎	感染後の頭痛，Jolt accentuation test
咽頭痛	急性喉頭蓋炎	流涎，こもった声，においを嗅ぐ頭位
胸 痛	急性心筋梗塞	心電図，既往歴
	大動脈解離	移動性胸痛，上縦隔拡大，血圧左右差
	肺塞栓症	片側下肢浮腫，SpO$_2$ 低下，Well's criteria
咳 嗽	肺炎	胸部 X 線
	心不全	胸部 X 線で肺うっ血所見
	肺塞栓症	胸痛，片側下肢浮腫，SpO$_2$ 低下，Well's criteria
	気道内異物	異物誤嚥，片側で喘鳴
	結核	慢性咳嗽，体重減少，寝汗，胸部 X 線で異常陰影
嘔 吐	急性心筋梗塞	胸痛，心電図，既往歴
	脳血管障害	頭部 CT，神経症状
	糖尿病性ケトアシドーシス	糖尿病既往
	敗血症	発熱，qSOFA
下 痢	大腸型細菌性腸炎	高熱，血便，しぶり腹
	炎症性腸疾患	若年者，血性下痢，腸管外症状

があるため SAH の否定はできない．発症時の病歴が SAH に近いものであれば，脳外科コンサルトがよいだろう．

　髄膜炎は頭痛，嘔吐，発熱を伴うとされているが，3 つすべてが揃うことは少ない．風邪症状のあとの激しい頭痛でも疑う．項部硬直がないからといって髄膜炎は否定できない．Jolt accentuation test（頭を横にぶんぶん振る）ができれば，まず否定できる．

❷ 咽頭痛

　いわゆる風邪症状でよくみられ，咽頭痛を主訴に受診する人も多いが，そのなかで緊急性の最も高い疾患が急性喉頭蓋炎である．数時間で窒息に至り，気管挿管も困難で，緊急で輪状甲状靱帯切開が必要になる．

　声が出せないか，こもった声になり，唾液も飲み込めないため，よだれが流れ続ける．気道開通のために，頭部を少し前に突き出すようなにおいを嗅ぐ姿勢になる．臥位すると窒息するリスクがあるため，座位のままにしておく．咽頭をそっと視診してみて，咽頭痛の原因になるような咽頭発赤や扁桃腫脹がなければ喉頭蓋炎を疑う．頸部 X 線で喉頭蓋に腫脹がみられれば診断できるが（図 2-1），X 線ではわ

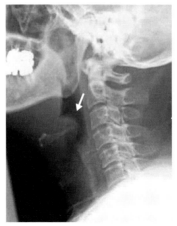

図 2-1　喉頭蓋炎の X 線
喉頭蓋が腫脹している (⇨ 部分)．親指の
ように見えるので thumb sign という．

からないこともあるため，症状と病歴から否定できなければ高次医療機関に転送で
よいだろう．

❸ 胸 痛

　胸痛といえば，重篤な主訴の代表みたいなものである．急性心筋梗塞 (acute
myocardial infarction：AMI)，大動脈解離，肺塞栓症などの重篤な疾患が隠れて
いる可能性がある．この 3 つを何とかして除外することになる．

　まず，来院したらすぐに心電図をチェックする．ST が上がっていれば AMI のた
め，すぐに緊急カテーテルのできる施設に転送することになる．症状は持続するが
心電図ではっきりとした ST 変化がなければ，30 分ごとに心電図をフォローする．
または，MI や狭心症，糖尿病や高血圧などハイリスクな既往歴を持っていれば，
転院を考慮してもよいだろう．

　大動脈解離や肺塞栓症は，疑わないとなかなか診断できるものではない．緊急で
造影 CT ができる施設では診断可能であるが，CT が撮れないと病歴，心電図，胸
部 X 線，エコーで勝負することになる．

　大動脈解離を疑うには「胸部 X 線で縦隔拡大」「血圧左右差」「移動性胸痛」の 3 つ
が大事である．このうち 2 つ以上あれば 83％は大動脈解離とされるが，実は 3 つ
とも陰性でも 7％は大動脈解離が含まれてしまう[1]．大動脈に沿ってあらゆる症状
を起こしうるので，新規の神経症状・背部痛・心不全・下肢症状などで他に原因が

表 2-3　Well's criteria

項　目	点　数
深部静脈血栓症（DVT）の臨床的徴候・症状あり	3
肺血栓塞栓症（PE）以外の診断の可能性が低い	3
HR＞100 回/分	1.5
3 日以上の安静 or 4 週間以内の手術	1.5
PE または DVT 既往	1.5
喀血	1
悪性腫瘍既往（治療中，緩和ケア中，6 ヵ月以内の治療歴）	1

見当たらないときは，大動脈解離を考える．心エコーで心囊水貯留や大動脈起始部もフラップが見えれば，大動脈解離を疑う．

　肺塞栓症も病歴が大事である．下肢に血液が停滞するような病歴で急な胸痛や呼吸困難があれば典型的であるが，胸部 X 線は正常なのに SpO_2 が低いというような，説明のつかない低酸素でも疑う．心エコーで右室負荷所見があればより可能性は高まるが，なくても肺塞栓症は否定できない．Well's criteria（**表 2-3**）を評価し，リスクが低く（2 点以下），かつ D-dimer 陰性ならまず問題ないだろう[2]．

❹ 咳　嗽

　頻度としては多い症状のため，ときどき混じっている重症患者を拾い上げる必要がある．感染症状や急激な発症，SpO_2 低下があれば胸部 X 線が必要である．

　急性咳嗽（発症から 3 週間以内）で，感染症状があれば肺炎を考える．心不全や肺塞栓症でも咳嗽をきたすことがある．異物誤嚥の病歴や，片側で喘鳴が聴取されれば，気道内異物も考える．

　慢性咳嗽（発症から 3 週間以上）で，胸部 X 線で異常陰影があると，肺癌と結核を必ず検討する必要がある．微熱持続や体重減少，寝汗などがあり，結核の可能性を考えた場合は，翌日の外来を受診させるときに感染対策を講じておかないと，あとで面倒なことになるため注意が必要である．

❺ 嘔　吐

　嘔吐だけでは鑑別を絞り込むのが難しいため，随伴症状や病歴，バイタルサイン評価が大切である．嘔吐といえば腹部の疾患を想起しがちであるが，緊急性の高い疾患では急性心筋梗塞，頭蓋内疾患，敗血症，糖尿病性ケトアシドーシスがある．バイタルサイン異常や重症感があれば腹部以外から考えるとよい．

　高齢者や心疾患リスク（糖尿病，喫煙など）があれば，まず心電図をとる．特に

下壁梗塞では嘔吐しやすいといわれている．意識障害や神経所見がある場合は，脳血管障害を考える．バイタルサイン異常や糖尿病既往があると，糖尿病性ケトアシドーシスや敗血症などの全身性疾患も嘔吐の原因となる．

❻ 下 痢

軽症のことが多いが，小児や高齢者では容易に脱水になるため，バイタルサインの確認と補液が必要である．注意が必要な下痢のタイプとしては，強い腹痛や血便，高熱，しぶり腹を伴うものに大腸型細菌性腸炎があり，入院を考慮する．海外渡航歴も鑑別が大きく変わるため，聴取しておくとよい．

（近藤貴士郎）

● 引用文献 ●

1) von Kodolitsch Y, Schwartz AG, Nienaber CA : Clinical prediction of acute aortic dissection. Arch Intern Med, 160 (19) : 2977-2982, 2000.
2) Wells PS, Anderson DR, Rodger M, et al. : Derivation of a simple clinical model to categorize patients probability of pulmonary embolism : increasing the models utility with the SimpliRED D-dimer. Thromb Haemost, 83 (3) : 416-420, 2000.

2 対応できるか否かを見極めるポイント

　とりあえず患者に来てもらったものの，診療を進めるうちに，はたして自分で対応できるのだろうか？と不安がよぎったことは誰しも経験することであろう．診断はこれでよいのだろうか？治療はどこまでやってから次の外来につなげればよいだろうか？など，普段見慣れていない患者ほど対応に戸惑うことは多い．特に時間外・夜間だとスタッフも少なく医療資源も昼間より限られており，周りの医療機関に紹介するにも日中とは診療体制が違っていることもあるため，さらに悩ましくなる．ここでは，どの時点で対応できるか否かを考えるか，どう次につなげるか，さらに患者にどのように説明すれば理解してもらえるかを解説する．

どの時点で対応できるか否かを判断するか

　救急を担当する医師にとって，患者の対応が可能かどうかは，患者の病態と医師の守備範囲，それから施設でどこまで対応可能かの3つを合わせて考えることになる（図2-2）．患者の病態について，それぞれの各論的な対応方法は第3章に記載したが，大まかにまとめると次のようになる（図2-3）．

　内科系は，まずはバイタルサインでショックではないかどうかや，意識レベルなどから重症感があるかどうかを判断する．ショックであれば，輸液またはカテコラミンでバイタルサインを改善しつつ，速やかに入院または紹介を考えることになる（p.128「ショック」を参照）．病歴や身体所見，検査などから診断がついたときは，自施設で対応可能かどうかを判断することになる．例えば，脳出血の場合，出血量が少量のため保存的であれば自施設で入院も可能であり，出血量が多く手術適応が考慮されるなら脳神経外科のあるところに転院させる，というような判断が必要である．

　診断がついてしまえば，治療が自施設で対応可能かどうかの判断になるため，自施設で対応できない場合は，より高次医療機関へ転院させるかどうかを検討することになる．問題は診断がつかないときである．第1章でも述べたように，診断がつかない場合は，高次医療機関への転院の判断が悩ましくなる．「胸部絞扼感で受診したが心電図では異常ない」というようなケースで，急性心筋梗塞などの緊急性のある病態が除外できない場合は，高次医療機関に対応を相談すればよいが，そう

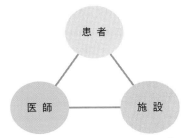

図 2-2　対応可能かを判断する要素

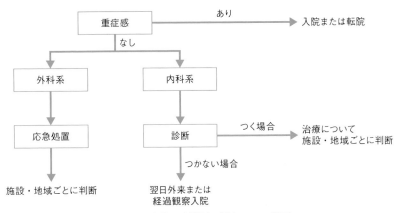

図 2-3　患者の病態別の対応フロー概要

でなければ転院を受け入れてくれるとは限らない.

　診断がつかない場合としては，例えば「高齢者が発熱で受診したが，画像検査しても熱源がはっきりしない」「一過性意識消失の主訴で受診したが，心電図や採血では問題ない」などのケースである．バイタルサインは問題なく重症感もないようであれば，たいていは翌日の外来での対応は可能と思われる．少しでも不安があるようなら経過観察入院をさせるのも一つの方法である．もし入院設備がないような場合は，救急外来で数時間の経過観察をすることでも意外とその後の方針決定に役立つことがある．または，面倒をみることができる家族がずっと付き添えるのであれば，自宅で様子をみてもらうのもよいだろう．時間が解決してくれるということも多く，受診時に問題がないようにみえても，しばらく経過をみることで診断がついたり，悪化する病態ではないかどうかを判断することができる．例えば，一過性の意識消失で来院した患者が，心電図をモニターすることで不整脈が隠れていたこと

表 2-4　経過観察でわかる病態の例

腹痛	数時間後に右下腹部に移動して虫垂炎と判明
失神	モニター心電図で不整脈が判明
胸部不快感	1 時間後の心電図で ST 変化あり心筋梗塞と判明
発熱，皮疹	数時間で皮疹が拡大して壊死性軟部組織感染症と判明
女性の腹痛	ショックが進行して異所性妊娠と判明

もある（表 2-4）.

　外科系はよりシンプルな対応でよい．救急外来で応急的に行える処置があれば対応し，緊急手術の適応となるかどうかの判断をする．自施設で緊急手術が対応できなければ高次医療機関へ転院となるし，緊急手術の適応とならなければ自施設で入院，もしくは翌日の外来に送ることになる．このあたりは施設ごとの裁量によるところも大きいと思われる．また，眼科や耳鼻科など，それぞれの地域で輪番制となっている地域もある．時間外の救急体制をあらかじめ把握しておくと紹介のときにスムーズである．

対応できない場合に患者に理解してもらえるような説明方法

　救急外来では最終的な診断，治療までたどり着くことにこだわる必要はない．救急外来の主な目的は，重症疾患や緊急性のある病態かどうかを評価することであって，確定診断をつけることではないからである．救急外来での診療はあくまでも専門外来へつなぐための連続した診療の一部と認識する必要がある．救急外来で診療が完結できなくても，救急外来の役割を十分に説明すれば患者や家族は納得することがほとんどであり，それについて不平不満を言ってくる患者・家族はごく一部である．

a. 診断はついたが治療が対応できない場合

60 歳男性．帰宅途中に急に頭痛を感じ，痛みがこれまでにない強さのため，近くの救急外来を受診した．頭部 CT でくも膜下出血と診断したが，脳神経外科がないので転院してもらうことにした．

　このようなケースでは，それほど説明は難しくない．直ちに専門的な治療が必要であり，場合によっては命に関わることと，自施設で専門医がいないため治療が難

しいことを説明する．詳しい治療方針や入院期間については，転院先の医師との食い違いを避けるためにあまり言及しないほうがよい．

b. 診断はついたが治療判断に迷う場合

50歳男性．前日からの発熱，咳，倦怠感で，夜間の休日診療所を受診した．胸部X線で肺炎と診断したが，39℃の発熱はあるがSpO$_2$ 96％（室内気）と全身状態は良さそうであり，入院が必要かどうかの判断に迷った．

入院か外来かどちらでもよいようなグレーゾーンの患者にはたびたび遭遇する．同じような病態でも，診療する医師の判断によるところも大きいと思われる．このようなケースでは，転院相談をする際に入院させるか，場合によっては外来フォローでもよいことを伝える．

患者や家族に，はじめから「肺炎で入院したほうがよいと思うので，転院先の先生に入院をお願いしましょう」と伝えるのはあまりよくない．転院先の医師が入院を引き受けてもらえることがわかっていればよいが，引き受けた医師にとっては，実は思っていたほど重症ではなくて外来通院の判断をすることもあるためである．その場合，患者にしてみれば「入院させてもらえるといわれたのに…」となり，転院先の医師にとっては「入院するほどではないから帰って良い」となるため，お互いの方針が食い違ってしまい，余計なトラブルを招くことにもなりかねない．最終的な判断は次の医師に任せるという言葉を添えておくとよい．

可能であれば，入院希望があるのか本人の希望を聞いておくとよい．どうしても何らかの事情で入院できないという人には，紹介して入院判断について相談してもらうという選択肢があることを説明するが，それでも入院は絶対にしないということであれば，悪化するリスクを説明したうえで，直近の外来を必ず受診するように伝えておく．

c. 診断がつかないが緊急性のある病態が除外できない場合

55歳男性．糖尿病の既往あり．10分ほどの胸部絞扼感があり冷汗を伴っていた．自然に改善したが心配になり近くの救急外来を受診した．胸部X線や心電図は正常であったが，狭心症としてすぐに紹介すべきかどうか悩んだ．

診断が確定できないものの，鑑別として緊急性のある病態が完全に除外できない
ケースである．本症例でも不安定狭心症や急性心筋梗塞が除外できない．患者には
「診断ははっきりしませんが，最悪の場合には命に関わるので，大きな病院でみて
もらいましょう」と説明するとよい．

d. 診断がつかないが，緊急性のある病態の可能性は低い場合

40 歳女性．夜になり，腹痛が悪化し，嘔気を伴ったので近くの救急外来を
受診した．採血や腹部 CT では原因となる所見は得られなかったが，腹痛は
まだ続いている．

患者にとっては，腹痛の原因は何かと，とにかく痛みを治してほしいというのが
大きな関心事である．その不安を解消できるように説明する必要がある．例えば，
「腹痛の原因について CT や採血など，当院でできる検査をしましたが，原因は見
つかりませんでした」という説明だけではさらに不安が増す可能性がある．「少な
くとも入院が必要な原因は見つかりません」などの言い回しにするか，より具体的
に「今の症状からは〇〇や××が考えられますが，そういった所見はありません」
としてもよいと思われる．

説明のポイント

患者にとって，診断が確定できないことや，治療方法がわからないことはとても
不安が残るものである．救急外来で初期診療をしたものの対応できない場合は，紹
介先の医師に今の患者の状態を申し送りしていることを患者本人にも伝えておくこ
とが大事である．次の医師が状況を把握しているということだけでも安心につなが
る．患者に説明する際には，その時点でわかっていることと，わかっていないこと
を明確にし，入院や手術などの最終的な治療方針は紹介先の医師に任せてあること
を伝えておく必要がある．

（近藤貴士郎）

3 救急外来での方針決定
― Disposition と診断の関係性 ―

救急外来での方針決定

救急外来で医師に求められる役割としては，診断・初期治療・advanced triage (disposition) がある．Advanced triage (disposition) とは，救急患者の方向性のことで，具体的には，帰宅させるのか入院させるのか，入院させるのならどの科にどの時点で話を持っていくかの判断のことである[1]．

このような救急外来での方針決定の過程を表してみると，**図 2-4** のような decision tree になる．

大まかではあるが，救急外来においては，

① 集中治療介入を要する患者が 1％程度

② Surgical Indication/Source Control を要する患者が 5％程度

③ 入院する患者が 15％程度

などと認識しておくと理解しやすい．この数字については各施設の診療内容や，有病率などによって変動するものと思われる．また，

④ 患者全体の 85％は帰宅するが，外来フォローアップを要する患者が多く含まれるという事実を認識しておくことが大切である．

救急外来の特性

救急外来の特性として，症状が出現して発症早期に来院する患者，病態が確定しない状態で全身状態が不良となり治療的介入を要する患者などが存在する．これらの患者に対するアプローチとして，救急外来においては診断が確定しないまま話が進んでいくことがよくわかる．

診断という言葉は時に臨床問題解決の終着点のように取り扱われることがあるが，実際の現場では診断がつくのみで問題が解決するわけではない．診断は劇的に違う 2 つの異なるフレームで取り扱われる場合があり，これは重要な観点である．"診断をつける"ことにより満足感が得られることは，臨床問題解決の終着点として診断を解放と捉えている．

その一方で，問題に対するより良い理解とマネジメントを目的として，診断を臨

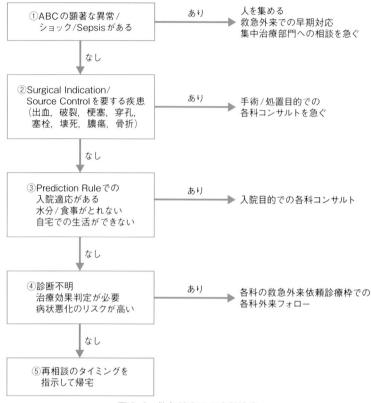

図 2-4　救急外来での方針決定

床推論の一部として取り扱う場合もある[2].

　救急外来においては，診断はあくまで患者の健康問題に対するマネジメントにおける手段の一つとして捉えることが有効である．というのも，救急外来においての目標は診断をつけることではなく，disposition（入院/帰宅などの大方針）を決めることにある．"診断がつくことは方針/disposition を決めるための前提条件ではない"ということが，まず第一の要点となる．

　発症早期に来院した患者の場合，診断における重要な手がかり（diagnostic clues）が出現していない場合がある．また，疾患確定のために必要な検査について検査閾値（threshold）を超えない可能性がある．このような場合，臨床現場で選ぶべき選択肢は適切なタイミングでのフォローアップと経過観察，帰宅後の注意点の説明である．救急外来での来院患者すべてに来院時点で診断をつけようと努力す

ることは必要であるが，過剰な検査や治療につながる可能性があるため注意が必要である.

　具体的な患者・患者家族への帰宅時説明内容の大枠としては，

● 本日は○○という症状で来院されましたが，救急外来で行った評価の結果，これ以上追加での検査の適応や，入院での経過観察の適応はありません.

● しかしながら，診断が確定したわけではなく，今後帰宅後にも慎重な経過観察が必要です.1〜2日以内に改善してくるようであれば安心してよいですが，帰宅後に来院時の症状がさらに悪化する場合，またそれに伴って別の△△という症状が出現する場合には救急外来に再度ご相談ください.

● 症状の経過を追いかけるため，明日午前中の外来を予約しますのでそちらを受診してください.

などのようなものが行われることが多く，この内容を患者に説明し，カルテに記録する.患者の理解の向上と説明内容の均質化を図るため，症候ごとに帰宅時説明資料を整えている場合もある.

　救急外来診療での disposition 決定にあたり重要な点を，下記にまとめる.

1) 不安定な重症患者を認識し，集中治療部門へのコンサルトを遅延させない.

2) Surgical Indication/Source Control の必要がある患者を認識し，専門診療科に早期に相談する.

3) 入院適応のある患者を無理やり帰宅させない.

4) 外来フォローアップをうまく活用する.

5) 再受診相談のタイミングをきちんと患者・家族に伝える.

（綿貫　聡）

● 引用文献 ●

1) 日本救急医学会：ER 検討委員会.〈http://www.jaam.jp/er/er/er_faq.html#erfaq06〉
2) Ilgen JS, Eva KW, Regehr G：What's in a Label? Is Diagnosis the Start or the End of Clinical Reasoning? J Gen Intern Med, 31 (4)：435-437, 2016.

4 日々遭遇する診断エラーを回避するために

診断エラーとは

　診断エラーは，2015 年に発行された米国医学研究所のレポート "Improving diagnosis in healthcare" で，「患者の健康問題に正確かつ適時な解釈がなされないこと，あるいは患者にその説明がなされないこと」と定義されている．また 2005 年に Schiff が報告した文献では，診断エラーには診断過程と診断結果いずれのエラーも含まれること，そして有害事象につながっているのは診断エラーの中の一部であることが示されている[1]．診断エラーにはいくつかの解釈があるものの，システムも含めて診断過程から診断結果，そして患者への説明まで含めた診療の一連の流れのなかで生じるエラーを指し示している．

　2000 年に米国医学研究所から発行された "To Err is Human" で，当時アメリカでは年間 44,000〜98,000 人程度が医療エラーによって亡くなっており，それらは交通事故や乳癌，AIDS の死亡よりも多いと報告されている．報告された率は発生率を推定する方法により異なるが，診断エラーは全体の 10〜15% を占めるとされる[2, 3]．つまり，毎回の診療あたり 1 回以上の頻度で診断エラーに遭遇していると考えられる．診断エラーによって，170 億〜290 億ドルのコストが見積もられており，これは保険医療費の半分以上に相当する．こうしたことから，医療エラーへの介入が今後取り組むべき重要な課題であることが示されている[4]．

　そもそも診断エラーは医療エラーの 1 つとして考えられており，診断エラーの他に治療，予防のエラーなどがある．医療エラーの中でも診断エラーは重大な危害を引き起こすことが報告されている[5]．

❶ 診断エラーの分類

　医学的には診断エラーは以下の 3 つに分類される．診断の遅れ（十分な情報がより早く入手可能であった），診断の間違い（正しい診断の前に異なる診断がついた），見逃し（診断されなかった）である[6]．そしてそれらを引き起こす要因として，さらに 3 つのカテゴリー，無過失エラー，システム関連エラー，認知エラーに分類される（図 2-5）．

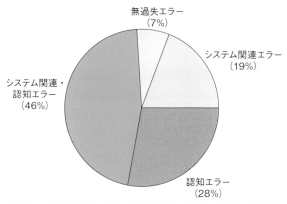

図 2-5　**100 症例における診断エラーを引き起こす要因の**
カテゴリー

（Graber ML, et al.：Arch Intern Med, 165（13）：1493-1499,
2005）

【無過失エラー】

　無過失エラーとは，コントロールできない外部要因やヘルスケアシステムによる
もの，非典型的なプレゼンテーション，ミスリードする情報の提供など患者関連の
要因などによるものである．

【システム関連エラー】

　システム関連エラーとは，技術あるいは組織の障壁によるものである．例えばコ
ミュニケーションやケアの調整に関する問題，非効率なプロセスや，技術的な失
敗，機材の問題などが含まれる．

【認知エラー】

　最後に認知エラーは臨床医がしうるもので，要因は不十分な知識や臨床推論能
力，情報収集不足，情報統合ができないことなどがあげられる[7]．

　これらのエラーが診断エラーに寄与する割合を研究したものでは，100 症例に
対して 592 件の診断エラーを認めた．74 症例で認知エラーが関与しており，多
くのケースでシステム関連エラーと認知エラーの双方が関与しているという結論で
あった．また認知エラーでは 74 症例に対して 320 件の認知エラーを認めたが，
知識不足や技術不足はわずか 11 例のみであった[6]．

❷ **診断エラーの要因**

　具体的なエラーを起こしやすい要因として，ストレスや疲労，過重労働，患者へ
の陰性感情，医師の人間性，プレッシャーや設備，人手不足などがあげられてい

る[8]．日本の医療現場では長時間労働，時間外勤務が当たり前となっている風潮があるが，実際に 24 時間継続して勤務した際には血中アルコール濃度が 0.1％のときと同様のパフォーマンスだったことや[9]，34 時間以上の連続勤務をしている医師が，十分な休憩を取っている医師に比べ 460％診断の過ちがあることが報告されており，休息を含めた労働環境の改善は重要な課題である[10]．

医療アクセスがよい日本の救急現場では，日々数多くの患者が訪れており，エラーを生じやすい状況であることは容易に想像がつくことと思われる．いずれも海外での報告ばかりであるが，日本でも同様の問題が生じていることは明らかであり，個人と組織いずれもの側面から対策を講じる必要性が示唆される[11]．次項では，救急外来での診断エラーについて述べる．

救急外来での診断エラー

❶ 評価の難しさ

救急外来での患者の流れは，受診，初期評価，初療，安定化のあと，帰宅または救急外来を退出して病棟に入院するのが一般的である．アメリカでは急性期病院を受診する年間 3 億 5,400 万人のうち 28％が救急外来を受診しており，救急外来からの入院は全体の 44％を占める[12, 13]．近年の調査で，プライマリ・ケアにおける初療では，10 人に 1 人の割合で診断の誤りがあり，1,000 人に 1 人が診断エラーによって害を被るとされている[14, 15]．しかしながら，救急外来での診断や治療についてのエラーの評価は難しく，入院した患者や帰宅後に再受診した患者については把握できるが，帰宅後に他院を受診した患者や，問題を同定するフィードバックのシステムが確立していなければ評価ができない[16]．そのため救急外来に絞った値の算出は複雑であるが，救急外来でのクレームの 79％には診断エラーが絡んでおり，そのうちの 48％は重大な損害を被り，39％は死に至ったと報告されている[17]．また，救急外来での心血管疾患について評価した研究では，腹部大動脈瘤破裂が 3.4％，急性心筋梗塞が 2.3％，脳梗塞が 4.1％，大動脈解離が 4.5％，くも膜下出血が 3.5％の割合で診断機会損失を認めた[18]．

救急外来では経験年数の乏しい医師がよく配置されていることもあり，エラーはまれではなく，高リスクの専門領域として考えられている[19]．医師の不十分な教育や重症度の高さや数多くの患者が，救急外来でのエラーに寄与していることが示されている．

また，救急外来ではその他の部門と環境が異なるにもかかわらず，他と同様に認知エラーが最多であることが報告されており，救急外来での意思決定において認知

表2-5　救急外来の診断エラー：要因とその対策

要　因	対　策
・診断の不確実性 ・責任の重さ	・複数のコンサルタントを含めたチームとしての診断の検討
・患者の出入りの激しさ ・限られた時間での診療	・トリアージシステムの活用 ・十分な人材の確保
・決定事項・頻度の多さ	・臨床意思決定支援ツールの活用
・頻回な中断で気がそらされること	・チェックリストの活用
・フィードバックの少なさ	・指導体制，フィードバックシステムの構築
・一部の医師と看護師の経験のなさ	・スキルトレーニングの実施 ・上級医の監督体制
・多くのシフト交代と申し送り ・他職種との連携，コミュニケーション	・コミュニケーションツールの活用

エラーを避けることが重要である[20].

❷ 救急外来での診断エラーの要因

　救急外来でエラーに寄与する要因として**表2-5**のものがあげられている[21].

　患者は多くの場合では医師や看護師のことは知らず，救急外来のスタッフが利用可能な情報はかかりつけの医師が持っている情報に劣る．これは患者の評価や思考，意思決定の時間が短く，緊急性が高いときほど重要な問題となる．救急外来では，患者は脱力やめまい，胸腹部不快感など数多くの鑑別診断があがる主訴で来院し，診断の不確実性が伴う．判断回数が頻回であることや診断の不確実性が，エラーの原因となる[22].　また，救急外来では診断の不確実性が伴う環境のため，診断や帰宅後の指示，再診指示なども含めた患者への説明が重要であり，48〜72時間以内に再受診した患者の20〜50％は初診時の十分な説明によって回避可能であったとも報告されている[23].

　臨床現場では，診療が遮られることにより意思決定が妨げられる[24].　また，医療者や医療機器は限られており，混雑や長い待ち時間を引き起こす．そうした状況では患者ケアに影響が生じやすく，エラーが生じ，提供できる医療の質が低下する[25].

　またその他の問題としては，救急科内部や他の専門家，医療記録部や検死官などから受けるフィードバックが不足していることである．適時で信用に足るフィードバックがなければ，認知や感情の管理やそうした技術の習得は難しくなる[16].

　これらすべてのエラーにシフト業務が影響する．一人ひとりの医師や看護師がシ

フト制で交代することで中断が起き，エラーの機会を増やすのである．また夜勤業務で 24 時間周期のリズムを崩すことや疲労が，認知エラーやパフォーマンスの低下を引き起こす[26]．

そして他職種との連携やコミュニケーションが重要なのは明らかであり，救急現場という複雑な環境下で医療エラーを減らし，安全かつ適切に医療を提供するためには欠かせないものである．チームワークのレベルが高い現場では低い現場に比べパフォーマンスがより高くなることが示されており，コミュニケーションについても引き継ぎ方法の統一などの対策が取られている[27, 28]．

診断エラーを避けるために

「To Err is Human」の言葉どおり，人は誰でもエラーを起こしうる．エラーは予測可能であり，似たパターンを繰り返す傾向がある．エラーを起こしうる過重労働などを避けることはもちろんだが，診断エラーの改善に関してさまざまな介入が取られており，ガイドラインやスコア，意思決定支援ツールの使用はその代表的なものである．またヒューマンファクターへの対策としては，ノンテクニカルスキルに対するトレーニングコースや，コミュニケーションツール，帰宅指示書の活用などがあげられる．さらに，救急外来の手技については臨床プロトコール，チェックリストの採用，新しい技術の使用，チームでのトレーニングなどがある[29]．その一方で，医師主体ではなく患者の協力も重要な要素である．特に診察医師が代わる場合には，引き継ぎ前の医師が述べていた内容や，実施した検査についての説明を求めるだけでも，医師へのリマインド効果がある．

次に，チェックリストやコミュニケーションツールの活用など，具体的な内容について述べる．

❶ チェックリストの活用

チェックリストは，人々が記憶に頼ることで，エラーを起こしやすい複雑なプロセス，特に重大事象を引き起こしうる状況に介入すべく開発された（表 2-6）[30]．チェックリストの活用は医療現場では比較的新しい試みであるが，すでに中心静脈カテーテル留置における感染率や手術合併症を減らしている[31-34]．また，救急外来で診断にあたってチェックリストを用いることで，約 1/3 の症例において使用前に想起していなかった重要な診断を考慮するのに役立ち，診断エラーの回避につながったと報告されている[35]．チェックリストを使用するタイミングについての明確な推奨はないが，診断エラーのハイリスクな状況かの最終診断を考える際にルーチンでチェックリストを使用することで，診断を客観的に見直す機会となる．

表2-6　外来における診断予防のためのチェックリストの例

●診断エラーが生じやすいハイリスクな状況

（いずれかに Yes がつく場合はエラーのハイリスクである）

☐ "見逃してはいけない"診断が考慮されていますか？
☐ 最初に思いついた診断を受け入れていませんか？
☐ その診断は患者，看護師，他の医師が挙げたものですか？
☐ まだ得ていない，あるいは見直していないデータ，過去の記録や家族について，プライマリケアドクターの情報はありませんか？
☐ その診断に合わない部分はありませんか？
☐ X線は自分で読みましたか？
☐ 前のシフトからの引き継ぎ患者ではありませんか？
☐ その患者は最近，同じ問題で救急外来かクリニックに受診していませんか？
☐ その患者を診るとき，邪魔が入ったり，気が散ったり，認知機能に過度な負荷がかかってはいませんでしたか？
☐ その患者を何となく嫌い，あるいはすごく好きではありませんか？（友人や親戚）

●ハイリスクな状況ですべきこと

☐ 一息ついて考え直す：診断におけるタイムアウトをとる
☐ 一般的な対策を考慮する：他に何ができるのか
☐ もし必要なら，いつ，どういうとき再受診すべきか患者が理解しているかを確認する

（Gawande A：The Checklist manifesto：how to get things right, p.13, Metropolitan Books, 2009）

ハイリスクな状況かを評価するだけであれば所要時間はわずかであり，該当する場合のみ疾患ごとのチェックリストを用いることで，過剰な使用による診療時間の圧迫も防ぐことができる．

❷ コミュニケーションツールの活用

　引き継ぎにまつわるエラーの対策としては，コミュニケーションシステムの活用がある．もともと軍隊で始められた SBAR（エスバー）は，状況（situation），背景（background），評価（assessment），提案（recommendation）の4つの項目から伝達を行う方法である．救急外来でのコミュニケーションを改善するためには，可能な限り標準化を行い，より効率的に，そして最短時間で患者の治療計画について引き継ぎを行う必要がある．SBAR では，送り手と受け手が同じ型を共通するため，理解と認識が高いとされている[36]．患者の引き継ぎにおいて，コミュニケーションや情報伝達の質は SBAR 実施によって向上しており，時間の短縮にもつながっているとされている．その結果として，患者安全の改善に寄与することが報告されている[37]．

　チームワークトレーニングについては，もともとは他業界でエラーの減少やパ

フォーマンスの改善を認め導入されたものである．救急外来の医師や看護師を含む
スタッフに対して行われた，トレーニングプログラムでも，チームの行動がトレー
ニングを通して改善することが示されている[38]．

❸ 患者説明時に伝えること

　最後に患者説明についてだが，救急外来では診断の不確実性を伴うケースや症状
の進行もあるため，特に帰宅時にはその時点での診断や原因，帰宅後指示，再診指
示などを伝えることが重要である．ただし，リスク回避のためにあらゆる可能性に
言及することで，理解度の低下を招くため，適切な分量で簡潔に述べることが必要
とされている[39]．帰宅指示書を用いることで統一化された説明を行うことができ，
救急外来の限られた診療時間のなかで，効率的に説明を行える．また患者が帰宅後
に指示書を確認できることも，患者の理解度促進においてメリットとなる[40]．

　以上のように，医療エラーの 1 つに分類される診断エラーだが，近年認知度の
向上により数多くの診断エラーが指摘され，かつ患者の有害事象につながっている
ことが明らかになってきている．救急外来では数多くの不可避な要因から，診断エ
ラーの危険に晒される環境にあり，対策を練る必要がある．施設単位ではトレーニ
ングプログラムやコミュニケーションシステム，診療支援システムの導入を検討す
べきであり，個人単位では，エラーを起こすことを前提にチェックリストや意思決
定支援ツールの使用が推奨される．

（中西貴大，小坂鎮太郎，綿貫　聡）

● 引用文献 ●

1) Schiff GD, Kim S, Abrams R, et al. : Diagnosing diagnostic errors : Lessons from a multi-institutional collaborative project. Advances in Patient Safety : from Research to Implementation (Volume 2 : Concepts and Methodology). Rockville, MD : Agency for Healthcare Research and Quality, AHRQ Publication Nos. 050021 (1-4) : 255-278, 2005.

2) Graber ML : The incidence of diagnostic error in medicine. BMJ Qual Saf, Suppl 2 : ii21-ii27, 2013.

3) Berner ES, Graber ML : Overconfidence as a cause of diagnostic error in medicine. Am J Med, 121 (5 Suppl) : S2-S23, 2008.

4) Institute of Medicine (US) Committee on Quality of Health Care in America ; Kohn LT, et al. : To Err is Human : Building a Safer Health System, 2000.

5) Leape LL, Brennan TA, Laird N, et al. : The nature of adverse events in hospitalized patients. : Results of the Harvard Medical Practice Study II. N Engl J Med, 324 (6) : 377-384, 1991.

6) Graber ML, Franklin N, Gordon R : Diagnostic error in internal medicine. Arch Intern

Med, 165 (13)：1493-1499, 2005.

7) National Academies of Sciences, Engineering, and Medicine, et al.：Improving diagnosis in health care, National Academies Press, 2015.

8) Bordage G：Why did I miss the diagnosis? Some cognitive explanations and educational implications. Acad Med, 74 (10 Suppl)：S138-S143, 1999.

9) Dawson D, Reid K：Fatigue, alcohol and performance impairment. Nature, 388 (6639)：235, 1997.

10) Walker MP：A sleep prescription for medicine. Lancet, 391 (10140)：2598-2599, 2018.

11) 綿貫 聡：診断エラーとは何か？ 医療の質・安全学会誌, 13 (1)：38-41, 2018.

12) Pitts SR, Carrier ER, Rich EC, et al.：Where Americans get acute care：increasingly, it's not at their doctor's office. Health Aff (Millwood) , 29 (9)：1620-1629, 2010.

13) Schuur JD, Venkatesh AK：The growing role of emergency departments in hospital admissions. N Engl J Med, 367 (5)：391-393, 2012.

14) Singh H, Giardina TD, Meyer AN, et al.：Types and origins of diagnostic errors in primary care settings. JAMA Intern Med, 173 (6)：418-425, 2013.

15) Newman-Toker DE, Makary MA：Measuring Diagnostic Errors in Primary Care：The First Step on a Path Forward. Comment on "types and Origins of Diagnostic Errors in Primary Care Settings". JAMA Intern Med, 173 (6)：425-426, 2013.

16) Croskerry P：The feedback sanction. Acad Emerg Med, 7 (11)：1232-1238, 2000.

17) Kachalia A, Gandhi TK, Puopolo AL, et al.：Missed and delayed diagnoses in the emergency department：a study of closed malpractice claims from 4 liability insurers. Ann Emerg Med, 49 (2)：196-205, 2007.

18) Waxman DA, Kanzaria HK, Schriger DL：Unrecognized Cardiovascular Emergencies Among Medicare Patients. JAMA Intern Med, 178 (4)：477-484, 2018.

19) Guly HR：Diagnostic errors in an accident and emergency department. Emerg Med J, 18 (4)：263-269, 2001.

20) Schnapp BH, Sun JE, Kim JL, et al.：Cognitive error in an academic emergency department. Diagnosis, 5 (3)：135-142, 2018.

21) Croskerry P, Sinclair D：Emergency medicine：A practice prone to error? CJEM, 3 (4)：271-276, 2001.

22) Croskerry P：The cognitive imperative：thinking about how we think. Acad Emerg Med, 7 (11)：1223-1231, 2000.

23) Lerman B, Kobernick MS：Return visits to the emergency department. J Emerg Med, 5 (5)：359-362, 1987.

24) Chisholm CD, Collison EK, Nelson DR, et al.：Emergency Department Workplace Interruptions：Are Emergency Physicians "Interrupt-driven" and "Multitasking"? Acad Emerg Med, 7 (11)：1239-1243, 2000.

25) Risser DT, Rice MM, Salisbury ML, et al.：The potential for improved teamwork to reduce medical errors in the emergency department. Ann Emerg Med, 34 (3)：373-383, 1999.

26) Tepas DI, Monk TH：Work schedules. In：Salvendy G, ed., Handbook of Human Factors, pp.819-843, John Wiley and Sons, 1987.

27) Makary MA, Sexton JB, Freischlag JA, et al.：Operating room teamwork among physicians and nurses：teamwork in the eye of the beholder. J Am Coll Surg, 202 (5)：

746-752, 2006.

28) Pronovost PJ, Berenholtz SM, Goeschel C, et al. : Improving patient safety in intensive care units in Michigan. J Crit Care, 23 (2) : 207-221, 2008.

29) Pines JM, Kelly JJ, Meisl H, et al. : Procedural safety in emergency care : A conceptual model and recommendations. Jt Comm J Qual Patient Saf, 38 (11) : 516-526, 2012.

30) Gawande A : The checklist manifesto : how to get things right, p.13, Metropolitan Books, 2009.

31) Bion J, Richardson A, Hibbert P, et al. : 'Matching Michigan' : a 2-year stepped interventional programme to minimise central venous catheter-blood stream infections in intensive care units in England. BMJ Qual Saf, 22 (2) : 110-123, 2013.

32) Pronovost P, Needham D, Berenholtz S, et al. : An intervention to decrease catheter-related bloodstream infections in the ICU. N Engl J Med, 355 (26) : 2725-2732, 2006.

33) Treadwell JR, Lucas S, Tsou AY : Surgical checklists : a systematic review of impacts and implementation. BMJ Qual Saf, 23 (4) : 299-318, 2014.

34) Haynes AB, Weiser TG, Berry WR, et al. : A surgical safety checklist to reduce morbidity and mortality in a global population. N Engl J Med, 360 (5) : 491-499, 2009.

35) Graber ML, Sorensen AV, Biswas J, et al. : Developing checklists to prevent diagnostic error in emergency room settings. Diagnosis (Berl), 1 (3) : 223-231, 2014.

36) Powell SK : SBAR-it's not just another communication tool. Prof Case Manag, 12 (4) : 195-196, 2007.

37) Müller M, Jürgens J, Redaèlli M, et al. : Impact of the communication and patient hand-off tool SBAR on patient safety : a systematic review. BMJ open, 8 (8) : e022202, 2018.

38) Shapiro MJ, Morey JC, Small SD, et al. : Simulation based teamwork training for emergency department staff : does it improve clinical team performance when added to an existing didactic teamwork curriculum? Qual Saf Health Care, 13 (6) : 417-421, 2004.

39) Sullivan D : Discharge Instructions : A Commitment to Patient Safety and Risk Reduction. The Sullivan Group, ExitCare, 2009.

40) Taylor DM, Cameron PA : Emergency department discharge instructions : a wide variation in practice across Australasia. J Accid Emerg Med,17 (3) : 192-195, 2000.

5 救急外来での患者対応

　救急外来での診療は，一般外来と異なる点が多くある．患者にとっては，急に何か心配な症状が出てきて，これは重症あるいは緊急性があるかもしれないと不安に思えば予約外でもいつでも救急外来を受診できる．医療者からすれば，専門外でもみなければならない，複数の患者を優先順位をつけてみなければならない，といったことが一般外来とは異なる．その特殊性を理解して行動することが，重症疾患の見逃しや，患者とのトラブルを防ぐために重要になる（表 2-7）．

医師にとって普段と思考過程が違うところ

❶ マルチタスク

　一般外来では，1 人の患者と面接して，検査・治療方針を検討し，一通り話が終わってから次の患者の診療に移る．待合室に多くの患者が待っていても，症状も落ち着いた状態であり，少しくらいは予約時間から遅れても順番待ちを許容してくれるため，受付順で診察していくことが可能である．しかし，救急外来では，1 人の患者の対応をしているときに，次に来る患者が今対応している患者よりも緊急性がないとは限らないのである．例えば，次のような状況を考えてみる．

> **┃事例**
> 　発熱を主訴に来院した 80 歳男性（患者 A）の病歴を聴取し，バイタルサインが安定していることを確認して採血と CT をオーダーした．結果が出るまでの間に，腹痛を訴える 60 歳男性（患者 B）の病歴聴取を始めたところで，受付から「呼吸が苦しそうな患者 C が待ち合い室にいる」と連絡があった．

　このような場合，呼吸困難の患者 C の評価を優先したいところである．トリアージナースがいれば対応を任せてもよいが，トリアージナースがいる施設は多くない．担当医が同時に 3 人の患者の評価を進めていくことになる．このように複数のタスクを同時並行で進めていくことをマルチタスクといい，救急外来ではよくある光景である．救急医にとっては必須の能力とされているが，多くの医師にとって

表 2-7　救急外来と一般外来の違い

	救急外来	一般外来
患者層	専門外の患者も多い	専門に関わる患者が多い
重症度，緊急性	重症，緊急性の高い患者が多い	軽症で緊急性は高くない
患者の不安	新しい症状あり，不安ある状態で受診	慢性的な症状などで落ち着いた状態
診療の順番	緊急性のある順番	予約または来院順
医師の行動	複数の患者を同時にみることもある	1 人ずつ診療
診療の目的	緊急性の評価 診断がつかない場合は，リスク評価 応急処置	確定診断と治療

はマルチタスクをどのように処理するかという教育を受けていないため，それにどう対峙すればよいかを知っておくことが望ましい．

　複数のタスクを同時並行するといっても，細かく分解してみると同時に行っているわけではない．あるタスク A を実施中にタスク B をしなければならないとしたら，タスク A を中断して次のタスク B に取りかかることになる．タスク A は完了しないままタスク B との間を行ったり来たりしていることがわかる．一度中断したタスク A を再開するには，そのタスク A の内容を思い出すというプロセスが必要なため，効率が悪くなる．そこで，例えばタスクを移る前に緊急性，重症度を判断して優先順位を決め，場合によっては次のタスクを後回しにするという判断も必要である．また，診療物品を手元に揃えて自分の移動を少なくする，あるいは手のあいている看護師に指示をするなどの工夫が必要である．これらは普段意識せずに行っているかもしれないが，マルチタスクを意識することで効率よく診療できるようになる．

❷ 専門外患者をみる

　救急外来にはさまざまな症状で患者が受診する．一般外来では診療科に関連する症状が主になるが，救急外来では主訴が頭痛だからといって，はじめから神経内科の専門医が診察するということはまずない．まずは救急担当医が診察して，重症や緊急性があると判断したら各科医師につなぐことになる．

　ほとんどの患者や家族は，救急担当医の専門科が何科かまでを気にする人はいない．なかには，各科の専門医にみてほしいという希望で救急外来を受診する人もいる．筆者の経験上，「まずは救急担当医がみて，必要な場合には各科の専門医につなぐという対応をしている」ことを説明するとたいていは理解してくれる．多くの

病院や公的な医療情報を掲載しているホームページには「救急外来の担当医は交代制で，必要と判断された場合を除いて専門科の医師の診察は受けられない」という内容が記載されているため，病院や地域としての決まりごとであるとして説明してもよいと思われる．

　ただ，患者や家族にとっての不安を少なくするため，担当医では重症度や緊急性が判断できない病状の場合は，院内他科あるいは他病院に相談することをあらかじめ伝えておく必要がある．

救急外来を受診する患者の特徴を知る

❶ 患者は常にストレス下にある

　救急外来を受診する患者の特徴は一般外来とは大きく異なる．救急外来では基本的に新たな症状が出た人や，慢性的な疾患があって急に体調が悪くなった人が受診する．しかも，翌日の外来が始まるのを待てないと考えている人たちである．救急外来が休日でも深夜でも開いているからと，一般外来と同じ感覚で夜間のほうが待ち時間が少ないと思って受診する人たち（いわゆるコンビニ受診）もいれば，日中の外来に何かしらの事情があって受診できない人たちもいるし，本当に重症，緊急性が高いと思って受診する人たちもいる．いずれにせよ，救急外来を受診する人たちはみな不安を抱えているものである．

　たとえ軽症にみえる患者であっても，大きな不安を抱えているところに，「なんでこんな軽い症状で来たんだ」というと，トラブルに発展するのは容易に想像できる．患者に限らず家族も，スタッフのちょっとした態度や言動に刺激され怒り出すということもある．患者や家族から「救急だから早くみてもらえると思ったのに」という言葉もよく聞く．不安を抱えた状態で何時間も待たされていてはたまったものではない．一般外来では，予約時間から1時間遅れても許してもらえることも多いが，救急外来では待ち時間が長くなるほど，不安がさらに助長されるということは知っておくべきである．

❷ 診療の目的

　救急外来診療の目的の一つに「重症，緊急性のある疾患を除外すること」がある．一般外来では，症状の原因となる病態を確定診断し治療することが目的のため，ここが大きな違いといえる．つまり，入院が必要かどうか，他科コンサルトが必要かどうかを判断するともいえる．もちろん病歴聴取や身体所見，エコーなどの検査を駆使して確定診断に迫る努力は必要であるが，救急外来でできることで確定診断に至ることができないことも多い．例えば，次のようなケースを考えてみる．

> **■事例**
>
> 75 歳男性がトイレで排尿後に意識を失った．意識消失は 1 分ほどですぐに
> 意識は改善した．発症前後で胸痛など症状なし．既往に心筋梗塞がある．来
> 院時，意識清明でバイタルは正常，心電図や採血，心エコーでも異常はみら
> れなかった．

　このような一過性意識消失の患者にはよく遭遇する．医学的には帰宅可となる
ケースがほとんどであるが，現場を目撃した人が驚いて患者を連れてくることは多
い．排尿後のため，排尿に伴う状況性失神の可能性はあるが，あくまでも他に失神
の原因となる病態がない場合の除外診断である．では，救急外来の検査だけで他に
失神の原因がないといえるのであろうか？

　意識消失の原因として緊急性が高いものに，不整脈や大動脈解離などの心原性失
神や，貧血や出血など循環血漿量減少に伴う失神がある．このケースでは，救急外
来での心電図は正常で，採血でもヘモグロビンは正常範囲内で，消化管出血を疑う
病歴もなかったとする．少なくとも緊急性の高い病態を疑う所見はみられなかっ
た．では，帰宅させてよいだろうか？

　救急外来では，診断のつかない場合，リスク評価を行うことがある．この場合
は，心原性失神という証拠はないが，将来重大なイベントが起こる可能性はどれく
らいあるだろうか，という確率を見積もることはできる．失神では多くのスコアが
開発されているが，例えばサンフランシスコ失神ルール (**表 2-8**) では，5 項目の
いずれかがあれば，7 日以内の深刻なアウトカム (死亡，急性心筋梗塞，不整脈，脳
卒中など) が起こるリスクは感度 87％，特異度 52％で予測できたという報告があ
る[1]．このようなルールがある場合，重大なイベントが起こる可能性がよほど低く
なければ入院での経過観察を勧める，というように入院判断の一助とすることがで
きる．

❸ Disposition を決める

　救急外来特有の概念に disposition というものがある．これを一語で表現する適
切な日本語訳はないが，その意味するところは「救急外来で診療を受けたあと，入
院や帰宅，外来通院の判断をすること」である．入院の必要性は緊急性，重症度，
ならびに前述のとおりリスク評価に基づいて行われるが，昨今の社会状況を考える
と，特に高齢者で，通院手段の確保はできるか，自宅での介護は可能か，虐待の可
能性はないかなども加味して disposition を決定することになる．入院が必要と判

表2-8 サンフランシスコ失神ルール

C	Congestive Heart Failure（うっ血性心不全）
H	Ht＜30%
E	ECG（心電図変化あり）
S	Shortness of breath（息切れ）
S	Systolic BP＜90 mmHg

断されたら，個室の必要はないか，ICUやHCUに入院（あるいは転院搬送）の適応があるかも考える必要がある．

　帰宅させる場合，外来受診が必要であればその時期を患者に明確に指示する必要がある（翌日なのか，次の主治医外来まで待てるのか，○日後と指定するか）．外来受診が不要な場合でも，どのような場合に再受診が必要かを具体的に説明する必要がある（dispositionについてはp.39「救急外来での方針決定」を参照）．

❹ 病状説明時に留意する点

　救急外来の診療が終了して帰宅となると，患者や家族は往々にして「問題がないから帰宅できた」と考えることがある．

事例

20歳男性がサッカー中に足首を痛めて救急外来を受診．捻挫と診断してシーネ固定して帰宅したが，後日の整形外科外来で骨折と判明し「救急で何もないと言われたじゃないか！」とクレームがあった．

　救急担当医に確認すると，「ちゃんと骨折の可能性は伝えましたよ．説明したのに患者が聞いてなかったのが悪いんじゃないですか」というかもしれない．ここで大切なのは，説明したかどうかではなく，患者や家族がその説明を聞いて理解できたかどうかということである．施設によっては，帰宅指示書や病状説明書などを用意しているところもあるが，文書を渡しただけでは不十分である．誰にどういう説明をしたか，患者が理解できない場合（小児や意識障害など）は責任を取れる者に説明したか，さらに説明についてきちんと理解できたかどうかを確認し，そこまで含めてカルテに記載し残しておくことが必要である．カルテは公文書扱いのため，いくら丁寧に説明し，細かい文書を作って渡しても，カルテに記載し記録を残していなければ，やっていないとみなされてしまうのである．忙しい救急外来ではなか

なか時間はかかるが，後々のトラブルを防ぐために詳細な記載は残しておくことが重要である．

　再診指示をする場合，「何か症状があれば受診を」というようなふんわりとした説明で済ませていないだろうか？　これでは患者にはどういうときに受診すればよいのかわからないのが明らかである．例えば，頭部打撲で CT で異常なく帰宅させるときは，「ひどい頭痛や嘔吐が続いたり，ものが二重に見える，手足が動かしにくいといった症状，また周りの人からみてぼんやりしている，痙攣を起こしたといったことがあれば，必ずすぐに受診するように」と具体的な症状，時期を明確にすることが大切である (p.236「Q9」参照)．

（近藤貴士郎）

● 引用文献 ●

1) Quinn JV, Stiell IG, McDermott DA, et al.：Derivation of the San Francisco Syncope Rule to predict patients with short-term serious outcomes. Ann Emerg Med, 43 (2)：224-232, 2004.

第3章

救急外来診療の実際
―専門外で困るケースを中心に―

本章の流れ

　ここでは，まずはじめにフローチャートを掲載して各症候や領域における初療の対応（過程）を示した．そして，症例を提示し，その対応を内科医，外科医，救急医，総合診療医の対話を中心に展開し，disposition をつけられるようになるための考え方を学べるようにした．

　最後にレクチャーとして，コンサルト基準や対応のポイントなど，考え方を整理できるようにまとめた．

登場人物紹介

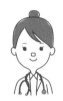

内科医（卒後 5〜10 年目）
内科系主訴への対応に抵抗はないが，小外科系処置・外傷診療はできるならやりたくないと思っている．侵襲的処置が絡みそうな胸痛・腹痛・背部痛などを単独でみることに不安がある．

外科医（卒後 5〜10 年目）
小外科系処置・外傷診療への抵抗はないが，内科系主訴への対応はできるならやりたくないと思っている．侵襲的処置が絡みそうな腹痛を単独でみることに自信がある．

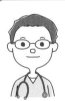

救急医（卒後 15 年目）
平時は一次から三次までを受け入れる救急外来で働いている．救急外来診療全般に詳しく，救急外来運営にも詳しい．

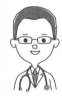

総合診療医（卒後 15 年目）
平時は診療所外来・在宅訪問診療と病院外来・病棟を兼任しており，救急外来でも診療を行っている．救急外来診療全般に抵抗がなく，ノンテクニカルスキルや多職種連携に強い．

1 小児科

　救急外来を受診する小児の大部分は軽症で，感冒，インフルエンザ，胃腸炎など
のありふれた病気がほとんどである．しかしその中に，当日コンサルトが必要な患
者，すなわち「良くならなかったら，明日小児科を受診してくださいね」が通用し
ない重症患者や，致死的疾患が紛れている．救急外来ではそれを見逃さず，適切に
初期対応し，専門科にコンサルトすることが重要である．

● 小児の発熱

● 生後3ヵ月未満の発熱

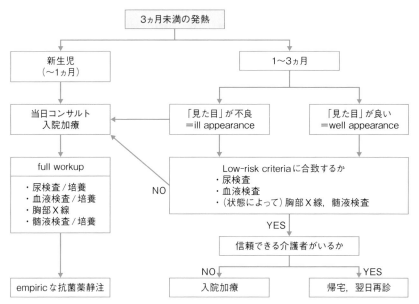

（日本小児救急医学会・日本小児外科学会 監修，日本小児救急医学会 教育研修委員会 編：ケース
シナリオに学ぶ 小児救急のストラテジー，へるす出版，2009 を参考に作成）

● 生後 3 ヵ月〜3 歳の発熱

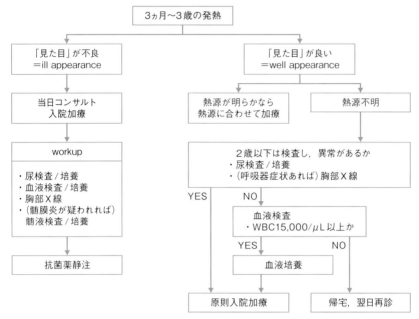

（日本小児救急医学会・日本小児外科学会 監修，日本小児救急医学会 教育研修委員会 編：ケースシナリオに学ぶ 小児救急のストラテジー，へるす出版，2009 を参考に作成）

> **┃症例**
>
> 生後 2 ヵ月男児．「夕方から熱が出てきた」と両親に連れられて，夜の救急外来を受診した．熱以外の症状はなく，母親によれば「普段と大きく変わった様子はない」とのこと．

小児はあまり診たことがなくて…．確かに 38℃の熱はありましたが，元気そうです．所見は正直よくわからないし，小児科の先生をコールしてもよいでしょうか？

「元気そう」というのは大事ですね．その他に見た目の悪さはありませんか？

「見た目」，ですか？

小児は成人以上に第一印象が大切で，「見た目」に全身状態が現れます．「見た目」を評価する方法を知っておくのは大切ですね．ところで生後 2 ヵ月の患児でしたよね？ 原則，小児科にコンサルトしましょう．

かなり元気そうですけど，やはり小さい子はコンサルトですか？

生後 3 ヵ月未満の小児は細菌感染のリスクが高いので，基本的には入院加療を念頭に置いてコンサルトします．もちろん全身状態が悪ければ，ためらわずに応援を頼みましょう．

レクチャー

以下のような場合は当日コンサルトが必要である．

❶ 「見た目」の悪い児 (ill appearance)

☑ 小児は成人と比較して病歴・身体所見が取りづらい分，「具合の悪さ」すなわち全身状態が「見た目」に現れる．そのため「見た目」の評価がより重要で，重症度・緊急度の決め手となる．

☑ 「見た目」を具体化するための評価方法として，PAT (pediatric assessment triangle) がある (図 3-1) [1]．PAT は，外観 (Appearance)，呼吸 (Work of Breathing)，循環 (Circulation to skin) の 3 要素からなり，迅速な生理学的評価を行うために用いる．

☑ PAT の 3 要素を図 3-2 に示す．含まれている項目は，いずれも機器や検査を用いることなく，迅速に評価できることが特徴である．PAT で異常があれば，原因が何であれ「状態が悪い子ども」と判断し，人を集めることや早期のコンサルトを躊躇わないようにする．

❷ 生後 3 ヵ月未満の発熱

☑ 他の年齢に比較して免疫機能が未熟であり，細菌感染のリスクが高いため，敗血症・髄膜炎・尿路感染症などの重篤な細菌感染症を念頭に置いて，当日コンサルトが必要である (冒頭のフローチャート参照)．

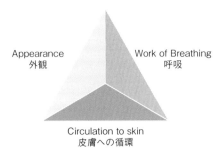

図 3-1　小児初期評価の第一印象 (pediatric assessment triangle)

外観 (Appearance)

筋緊張 (Tone)
動いているか
診察に対して抵抗しているか
四肢や頸部を支えているか
坐位がとれるか

周囲への反応 (Interactiveness)
周囲に気を配るか
物事に注意をはらうか
診察器具に手を伸ばすか
保護者からの干渉に無関心か

精神的安定 (Consolability)
保護者があやすことで落ち着くか
優しくして啼泣や興奮が落ち着くか

視線 / 注視 (Look/Gaze)
視線が合うか
ぼんやりとしていないか

会話 / 啼泣 (Speech/Cry)
弱々しい泣き方でないか
かすれた声でないか

呼吸 (Work of Breathing)
喘鳴
努力性呼吸
陥没呼吸
呻吟
鼻翼呼吸

循環 (Circulation to skin)
末梢冷感
蒼白
まだら皮膚

図 3-2　PAT の 3 要素

☑ 特に生後 1 ヵ月未満の新生児や，生後 1 ヵ月以上でも「見た目」の不良な児については，full workup（尿検査/培養，血液検査/培養，胸部 X 線，髄液検査/培養）を行い，入院加療が原則となる．

☑ 生後 1 ヵ月以上で元気な（「見た目」が良い）児の場合も，リスク評価のために

表 3-1　年齢別の正常呼吸数

年　齢	呼吸数（回/分）
乳児（＜1 歳）	30〜60
幼児（1〜3 歳）	24〜40
就学前小児（4〜5 歳）	22〜34
学童（6〜12 歳）	18〜30
思春期（13〜18 歳）	12〜16

表 3-2　年齢別の収縮期血圧による低血圧の定義

年　齢	収縮期血圧（mmHg）
0〜1 ヵ月	60 未満
1 ヵ月〜1 歳	70 未満
1〜10 歳	（年齢×2）＋70 未満
10 歳以上	90 未満

表 3-3　年齢別の正常心拍数

年　齢	覚醒時（回/分）	平均（回/分）	睡眠時（回/分）
＜3 ヵ月	85〜205	140	80〜160
3 ヵ月〜2 歳	100〜190	130	75〜160
2〜10 歳	60〜140	80	60〜90
＞10 歳	60〜100	75	50〜90

workup（尿検査，血液検査＋状態に応じて胸部 X 線や髄液検査）が必要である．

❸ 生後 3 ヵ月以上の発熱＋ill appearance

☑ 生後 3 ヵ月以上の発熱の多くは，ウイルス感染か，熱源が認識できる細菌感染症（例：溶連菌性咽頭炎）のため，帰宅・外来治療が可能である．しかし，「見た目」が良くない場合（ill appearance）には当日コンサルトが必要で，各種検査を行って入院加療となる（冒頭のフローチャート参照）．

☑ 見た目は元気（well appearance）でも熱源が明らかでない場合，ワクチン接種歴に気をつける．近年では，肺炎球菌ワクチン，ヒブワクチンの普及により細菌性髄膜炎の頻度は激減しているが，ワクチン接種 2 回以下および未接種例（特に生後 3 ヵ月未満）ではリスクが高いと考える必要がある．

❹ バイタルサインの異常

☑ 小児では病歴や身体所見が取りづらい分，「バイタルサイン」は成人以上に重要な全身状態の指標であり，その異常は緊急度の高い病態を示唆する．

☑ 小児のバイタルサインは年齢によって大きく異なるため[1]，救急外来で参照できる表などがあるとよい（表 3-1〜表 3-3）．

❺ 免疫不全・易感染性のある児

☑ 以下のような既往・治療歴のある児は，通常の感染症に対する免疫機能が低下しており，重症化することがある．検査やコンサルトの閾値を下げて対応する．

【例】原発性免疫不全症，白血病や固形腫瘍などの悪性腫瘍，抗がん剤や免疫抑制剤・ステロイドの使用．

❻ 家族の強い心配，家族の納得が得られない場合

☑ 子どもの救急診療では，成人よりも社会医学的要素が強いことを認識して対応する必要がある．例えば退院直後の児や，何度も救急外来を受診している症例は家族の不安が大きいと考えられ，社会的にも高リスクな症例である．このような例は，積極的に専門家へのコンサルトを行う．

☑ 児童虐待をはじめとする救急外来が発見の糸口となりうる疾患を見落とさないように意識して，専門家に介入を依頼する．

● 小児の風邪診療

● 呼吸困難の鑑別

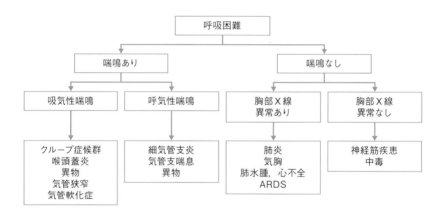

症例

2 歳女児．発熱・咳嗽を主訴に救急外来を受診．熱は 38℃で，母親によると「風邪をひくとゼイゼイしやすい」とのこと．

 先生に教えてもらった PAT で見た目を評価してみましたが，外観も呼吸状態も良好です．熱はありますけど，他のバイタルは正常範囲です．

早速の実践ありがとうございます！

それにしても，お母さんも「風邪」だと思うなら，わざわざ夜中に来なくてもいいのに…．むしろ救急外来で風邪をもらっちゃいますよ．

「ゼイゼイしやすい子」ということなので，喘鳴が出るのが心配だったのかもしれませんね．感冒や気管支炎はもちろん喘鳴の原因になりますが，呼吸不全が生じていないか，例えば異物誤飲などの他の原因が隠れていないか，というのは重要です．

なるほど，わかりました．確かにウイルス感染でもかなり呼吸が悪くなる子どもは，研修医のときにも経験しました．でも，今回の子は咳も酷くなさそうです．

咳があまり目立ちませんか．随伴症状がはっきりしない熱や，非特異的な症状のときほど，「感冒ではない緊急疾患」が隠れているかもしれない，という視点も忘れないようにするとよいですね．

レクチャー

☑ 「普通感冒」は，鼻汁・鼻閉，咽頭痛，咳嗽などの症状をきたす急性気道感染の総称である．種々のウイルスが原因で，1 週間ほどで自然治癒する．

☑ 救急外来でもきわめて頻度の高い疾患で，「発熱」や「気道症状」が代表的な主訴となるが，これらの症状を呈する疾患の中に，緊急度の高いものがあることを念頭に置く．

❶「風邪」で帰してはいけない緊急疾患

【細菌性髄膜炎】

☑ 「何となく元気がない (not doing well)」や「様子がいつもと違う」といった非特異的な症状は安易に「風邪」とせず，慎重に対応する．特に生後 3 ヵ月以下の乳児の「発熱」「機嫌が悪い」では，必ず細菌性髄膜炎を鑑別にあげ，当日コンサルトが必要である．

☑ 髄膜炎は発熱がなくても否定できず，2 歳以下では髄膜刺激症状もあてにならない．1 歳未満の痙攣は，細菌性髄膜炎から考える．

☑ 肺炎球菌ワクチン，ヒブワクチンの普及により細菌性髄膜炎の頻度は激減しているが，ワクチン接種が不十分（あるいは未接種）な例は高リスクである．

【心筋炎】

☑ 1〜2 週間前に先行するウイルス感染のあと発症する致死的疾患だが，先行感染の時点では予測できない．

☑ 頻呼吸・呼吸困難などの初期の臨床像は，呼吸器疾患に間違われる．腹痛や嘔吐などの消化器症状を主訴に受診することがあり，「胃腸炎」として帰してしまう危険もある．

☑ 倦怠感が強い児，意識消失の病歴，バイタルサインが崩れている場合（高度の頻脈，徐脈），ぜひ鑑別にあげよう．急激な呼吸不全・循環不全を生じ，重症例では人工呼吸や体外式補助循環を要する．疑った場合は継続的なモニタリングを行いながら迅速なコンサルト，高次医療機関への転院も考える．

❷ 喘鳴/呼吸苦

☑ 「感冒」の症状のこともあるが，喉頭蓋炎，クループ症候群，異物誤飲，気管支喘息，肺炎，気管支炎，細気管支炎などが鑑別診断となる．

☑ 細気管支炎は，2 歳以下（特に生後 6 ヵ月以下）に好発する細気管支上皮の炎症による閉塞である．RS ウイルスが大部分を占めるウイルス感染だが，罹患した乳幼児のうち 1〜2% が重症の気管支炎のために入院を要し，特に早産児や肺疾患・心疾患を有する児ではリスクが高い．パラインフルエンザウイルス，インフルエンザウイルス，ライノウイルス，アデノウイルス，ヒトメタニューモウイルスも病因となる．

❸ 解熱薬

☑ 小児に対する解熱薬として，アセトアミノフェンとイブプロフェンが用いられる．解熱薬の使用目的は，熱による不快な症状を軽減することである．元気な子どもに使う必要はなく，平熱に下げることが目的ではないことを説明しておく．

☑ 一般に，生後 4 ヵ月未満の児に解熱薬は投与しない．生後 3 ヵ月未満の発熱であれば入院となる場合が多いが，例えば，インフルエンザ陽性など熱源がはっきりしていて well appearance な児であれば，クーリングや水分摂取で経過をみることとなる．発熱時の一般的指導としては，衣服は薄着にし，首や腋窩，鼠径部などを冷やすこと，水分摂取を心がけることなどがある．

❹ 鎮咳薬・去痰薬

☑ 代表的な「風邪薬」である鎮咳薬だが，実は有効性が証明されている鎮咳薬はない．小児に対して頻繁に処方されるチペピジンヒベンズ酸塩（アスベリン®）は日本で開発された薬剤で，海外では未使用であり，データがない．

☑ 去痰薬としてはカルボシステイン（ムコダイン®），アンブロキソール塩酸塩（ムコソルバン®）などがよく使用され，気道からの喀痰の除去を促進するとともに粘稠度を下げて喀出しやすくする．

（後藤　縁）

● **引用・参考文献** ●

1) American Heart Association：PALS プロバイダーマニュアル AHA ガイドライン 2010 準拠，シナジー，2013.
2) 日本小児救急医学会・日本小児外科学会 監修，日本小児救急医学会 教育研修委員会 編：ケースシナリオに学ぶ 小児救急のストラテジー，へるす出版，2009.

2 小外科・咬傷

　ちょっとした処置を必要とする外傷患者に出会うことは，救急外来では日常茶飯事である．複雑な挫創であったり，骨折を伴っていたりしない限りは，専門外の救急外来でも十分に対応可能である．いくらかの注意点さえおさえておけば，自信を持って診療にあたることができる．

● 創部の取り扱い

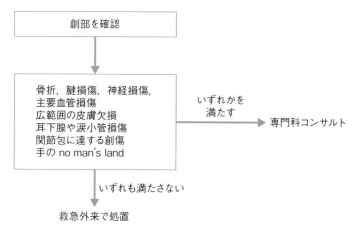

```
┌──────────────────┐
│    創部を確認      │
└──────────────────┘
          │
          ▼
┌──────────────────────────┐
│ 骨折，腱損傷，神経損傷，    │   いずれかを
│ 主要血管損傷               │   満たす
│ 広範囲の皮膚欠損           ├──────────→  専門科コンサルト
│ 耳下腺や涙小管損傷         │
│ 関節包に達する創傷         │
│ 手の no man's land        │
└──────────────────────────┘
          │ いずれも満たさない
          ▼
    救急外来で処置
```

※場合によって麻酔，ターニケットを利用して深部組織をよく観察する．

▌症例

　75歳男性．自宅内で転倒し，頭部挫創をきたして救急搬送．数日前から発熱していて具合を悪くしていたため，内科での対応を依頼された．

　体調を悪くしていた高齢者が，最終的に倒れてけがをしてしまって，病院に運ばれてくることってありますよね．

「高齢者の外傷の陰に病あり」って言われるくらいですからね. 逆に, 外傷で動けなくなっている間に, 感染症を合併してしまうようなこともよくありますよね.

あります, あります! 大腿骨頸部骨折の患者さんの尿路感染症とか….

救急外来の患者さんは, 内科と外科をキレイに分けることはできないってことですね.

でもけっこう困るんですよ. 外科の先生がちょうど手術していたりすると, 「そっちで縫っといてもらっていいですよ」なんて言われたりして…. しょうがないのでやっておきますけど, あんまり自信はないんです.

普段診ていないとやっぱり自信を持てないものですよね. よし, 救急外来でもっと勉強していきますか.

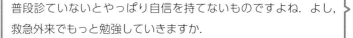

やめてください (笑). この間は, 傷口を消毒しようとしたら看護師さんに「消毒するんですか?」って言われちゃって.

創傷部の消毒は必ずしも必要ないと今はいわれているんですよ. 消毒液には組織毒性があるので, 細菌と一緒に正常組織も損傷させてしまうんです.

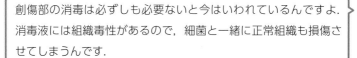

じゃあ, 生理食塩水でよく洗えば十分ってことですね.

いや, 洗浄も水道水で十分なんですよ.

なんか聞いたことありますけど, 本当に大丈夫なんですか?

ガイドライン[1] でも勧められているくらいですから, 大丈夫ですよ. 感染予防に一番大事なのはとにかく洗浄, 洗浄, 洗浄です. 壊死組織ごと洗い落とすつもりでしっかり洗浄するのが肝要です.

抗菌薬はどうすればいいんでしょうか. 心配なのでいつも出していますけど.

ルーチンでの投与は不要です. 汚染や深部組織の損傷があったり, 基礎疾患があったりする場合に考慮すればよいです.

じゃあ, とにかく洗浄なんですね. あ, そういえば自分が縫合した創が, 翌日整形外科で縫い直されたことがあって…. カルテには「内反が強い」と書かれていたんですが.

縫合するときにきつく締めすぎると, 創部の辺縁同士が内反してしまって癒合しないんですよ. Suture mark も残ってしまいますし, 創部の血流も悪くなるので良いことなしです. 創は締める力で治るのではなく, 層がずれないように寄せておけば自然と治るものですから, 緩すぎかなと思うくらい緩くてもよいのです.

そうなんですね, 意外でした. とにかくきつく締めちゃっていました. 内反防止にマットレス縫合はどうなんでしょうか.

マットレス縫合も, うまくやらないと段差をつくってしまうので, かえって美容的に悪化してしまうこともあります. まずは単純結節縫合を極めるつもりでやるとよいと思いますよ.

ちょっと縫合やってみたくなってきました.

外傷も診ていただける内科の先生がいると心強いものですね.

そう言っていただけると嬉しいです. 頑張ります.

レクチャー

☑ 創傷処置の目標は，感染予防，機能的復元，美容的復元の 3 つである.

❶ 感染予防

☑ 動物咬傷，異物混入，深い穿通創，高度の挫滅創，血流が悪い部位の創，高齢者，糖尿病患者，免疫能低下 (ステロイド内服など)，受傷後長時間経過などは感染リスクがあるため注意する.

☑ 洗浄は水道水で十分だが，壊死組織ごと洗い落とすつもりでしっかりと行う (やりすぎになることはない).

☑ 小さな傷，穿通創であれば，留置針の外筒を注射器につけて高圧で洗浄する.

☑ 高度の挫滅創では，ブラッシングも施す (異物除去＋壊死組織のデブリードマン).

☑ 異物混入を疑う場合には，X 線やエコーも有用である.

☑ 創傷部に消毒薬の使用は必ずしも必要ではない. 消毒薬には組織毒性があるため，特に創傷内の消毒は行わない.

☑ キレイな創であれば，頭部は 24 時間以内，その他は 6～12 時間以内であれば一期的縫合をしてよい.

☑ 抗菌薬の全身予防投与は，ルーチンで投与する必要はない. 汚染や深部組織の損傷・露出があったり，基礎疾患があったりする場合に考慮する.

☑ 抗菌薬含有軟膏の局所使用はそれのみでは有用でない. 処置が不十分であれば，むしろ耐性菌の出現を誘導する可能性がある.

☑ 臨床的に感染していない創の培養は不要である.

☑ 帰宅する場合は，水道水と石鹸を用いて創部の洗浄を毎日行うよう患者に指導する.

☑ 破傷風予防を行う (表 3-4).

❷ 機能的復元

☑ 感覚・運動機能を確認し，動脈・神経・腱損傷の可能性を評価する. 感覚は麻酔をする前に確認する.

☑ 皮膚欠損創では創傷被覆材や人工真皮も有用であるが，感染リスクがあるため十分な洗浄のあとに行う.

❸ 美容的復元

☑ 部位に適した糸・針を使用する. 頭部は角針，他は丸針が一般的である.

☑ 縫合部は乾燥させないようにワセリンを塗布し，ガーゼなどで被覆する.

表3-4　創傷処置における破傷風予防

予防注射歴		汚染創でない		汚染創	
		トキソイド	抗破傷風 IgG	トキソイド	抗破傷風 IgG
不明 or 3 回未満		要	不要	要	要
3 回以上 最終接種が	5 年以内	不要	不要	不要	不要
	5~10 年	不要	不要	要	不要
	10 年以上前	要	不要	要	不要

・明確な投与基準はなく，全例に投与，あるいは CDC，ACIP などの推奨基準に従うとされるが，現場の判断に委ねられているのが現状である．
・日本での DPT 全国接種は 1968 年から開始されているため，中年層以上では抗毒素保有率がきわめて低いことは留意しておく．
（CDC：Guide to Tetanus Prophylaxis with TIG in Routine Wound Management.〈http://www.cdc.gov/tetanus/clinicians. html〉より改変）

☑ 創傷被覆材は擦過創や縫合された挫創において，従来のガーゼドレッシングと比較して，治癒効果が高い可能性がある．

☑ 擦過創の異物は外傷性刺青の原因となるため，しっかりと洗浄，除去する．

☑ 口唇裂創は口唇がずれないように，注意して縫合する．

● 動物咬傷の対応

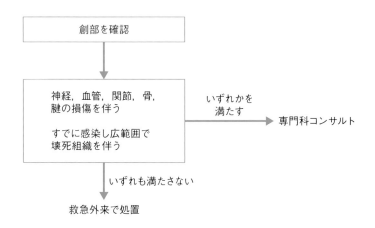

症例
40 歳女性．8 時間前に飼い猫に手を咬まれ，腫れてきたので独歩来院した．

私, 猫大好きなんですよ〜. 先生, 猫は悪くありませんよ!

え, ええ, 私も猫は好きですよ. それはそうと, 動物咬傷の対処ですね.

猫かわいいんですから! 牙と爪がちょっと鋭いっていうだけで….

その鋭さが感染予防の観点からは怖いんですよ.

そうなんですけど…. 思ったよりも傷が深くて, 表面の穴も小さいから洗いにくいし, ドレナージも効きにくそうですね.

そのとおりです. 小さな創を洗うときには, 20〜50 mL シリンジと 18〜20 G プラスチックカテーテル先を使用して加圧洗浄するとよいですよ. 小切開を加えることを検討することもあります.

それなら救急外来にある物品でも圧をかけて洗浄できますね.

牙についている細菌も結構厄介なんですよ. 動物の口の中は細菌だらけというのはよく知られた話ですが, 猫や犬では Pasturella 属という嫌気性菌が特に有名です. きちんと嫌気性菌をカバーした抗菌薬を使用しないと感染してしまいます. 多くの文献では CVA/AMPC (クラブラン酸・アモキシシリン配合剤) を推奨していますね.

普通のセフェム系ではだめなんですね. わかりました. 外科の先生は忙しそうなので, あとは私が縫って帰宅してもらいます.

おっと, ちょっと待ってください. 縫合はしないか, 緩い縫合にとどめるほうがよいですよ. しっかり縫い合わせてしまうと通気性が悪くなりますし, 滲出液のドレナージも促せなくなってしまいますからね.

え，じゃあ創は少し空いたままでもいいんですか？

そのとおりです．この場合は特に感染予防が第一と考えましょう．感染が成立して重症化すると，周辺組織が壊死して皮弁が必要になってしまうこともあるくらいですから．

ええええ，そこまで悪くなっちゃうんですか．

はい，動物咬傷ってけっこう怖いでしょ？一見たいした傷に見えないので，放置してから受診される方も多いですが，受傷から受診まで 8 時間以上経っている場合には感染リスクが高いといわれていますね．

動物咬傷侮りがたしですね…．でも猫は悪くないです！先生！

だから私も猫は好きですってば（笑）

レクチャー

☑ 細菌感染を予防するため，局所麻酔のあとにしっかりと洗浄・デブリードマンを施し，縫合はしないか緩い縫合にとどめる．創が広範囲であったり，内部に空洞があったりする場合にはドレーンの使用も推奨される．

☑ 創部消毒が細菌感染率を低下させるというエビデンスはない．消毒薬あるいは殺菌薬による組織障害が懸念されるため，推奨されない．

☑ 手の咬傷，猫・ヒト咬傷の場合は，抗菌薬の予防投与により感染率が有意に低下する．その他にも，創部の挫滅や汚染が強かったり，基礎疾患（糖尿病，免疫低下，人工関節）などがあったり，受傷から受診までの時間が長かったりする場合（8 時間以上）には予防投与が推奨される．一般的には CVA/AMPC が推奨されている．

☑ 犬は咬むときの力が強いため，歯牙が達したよりも深部に損傷が及ぶことがある．頭部外傷では特に注意を払うべきで，頭皮や顔面の皮膚損傷が軽微であるにもかかわらず，頭蓋内穿通創がみられることがある．頭部 CT での検索が有

用である.

☑ けんかやスポーツ中，こぶしで顔面を殴ったときに殴られた人の歯により生じる clenched-fist-injury は，感染率が非常に高い．指を屈曲した状態で受傷しているため，診察時にも指を屈曲させないと深部の損傷が見えないので注意する.

☑ 人咬傷のとき，HBV，HCV，HIV 抗体抗原検査は，感染予防を行うかどうかの判断や，感染した場合の治療のために考慮する.

☑ 破傷風予防も前述と同様に行う.

● マムシ咬傷の対応

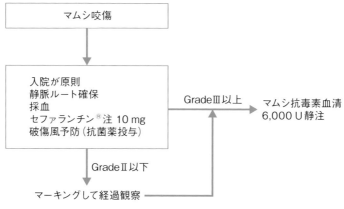

┃症例

55 歳男性．田んぼで作業をしていてマムシと思われるヘビに手を咬まれた．手が腫脹してきている.

マムシ咬傷なんて診たことないですよ．専門の先生に診てもらわないと….

そうですよね．でも自信を持って専門といえるほどマムシ咬傷に経験のある先生なんて，そう多くないかもしれませんよ．地域性もあると思いますけどね．

そう言われるとそうですね．日中なら何科が診療するものなんでしょうか．

皮膚科とか外科，救急科が対応している病院が多いんじゃないでしょうか．私も何例か診たことはありますよ．日本では確か年間1,000～3,000件といわれていたと思います．

先生さすがですね．何をすればいいんですか？ 毒ヘビだから，やはり血清ですか？

マムシ抗毒素血清のことですね．この病院にも置いてありますよ．でも精製処理したとはいえウマの血清ですからね．アナフィラキシーショックや血清病など重大な副作用がありますので，使用するかどうかはそれらとの天秤ですね．

かえって重症化させてしまうリスクもあるとなると怖いですね．使用の目安みたいなものはないんですか？

ありますよ．ちょっと待ってくださいね，これです（**表 3-5**）．このGrade分類でⅢ以上だったら抗毒素血清を使用するのが一般的といわれています．

これはわかりやすい．えっと，この人は指を咬まれて手関節まで腫れているのでGradeⅡですね．じゃあ血清投与はなしですか．

今のところは，ですね．腫脹は数十分単位で広がってくるのでマーキングしておくとよいですよ．肘関節まで広がってくるようなら患者さんに抗毒素血清を勧めましょう．

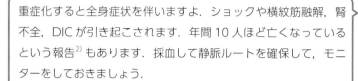

わかりました．というか，マムシの毒って放っておくとどうなるんですか？　腫れるだけ，ではないんですよね，きっと．

重症化すると全身症状を伴いますよ．ショックや横紋筋融解，腎不全，DIC が引き起こされます．年間 10 人ほど亡くなっているという報告[2] もあります．採血して静脈ルートを確保して，モニターをしておきましょう．

じゃあ，入院して経過観察としておいたほうがよさそうですね．

定まった推奨はないのですが，それが無難だと思います．

わかりました．じゃあマーキングがてら，患者さんと家族に説明してきます．

レクチャー

- ☑ 日本に生息している野生の毒ヘビは，マムシ，ヤマカガシ，ハブの 3 種類のみ．ハブは沖縄，マムシは九州以北に生息している．

- ☑ マムシは 60 cm 程度のヘビである．三角形の頭部に独自の斑状の模様を持つ．褐色が一般的だが黒色の個体も見られる．川や池，水田などの近くに生息し，春や秋は日中に，夏は夜間に活動する．

- ☑ 臆病なヘビといわれ，攻撃性は低く咬むとすぐに逃げていく．ゆえに目撃のできなかったケースが散見され（「虫に刺された」と言って来院することもある），診断に難渋することになる．

- ☑ 牙痕はマムシなら 2 箇所，それ以上なら他のヘビといわれるが，状況によるので鑑別手段として確実なものではない．

- ☑ マムシ毒によって咬傷部位に疼痛を生じ，時間経過によって周囲に腫脹が広がっていく．腫脹は時に一肢を超えて体幹まで広がりうる．Grade 分類を**表3-5** に示す．

- ☑ 患肢にはマーキングをして，時間経過による腫脹の広がりを確認する．疑い症例において，時間経過で腫脹が急激に広がってくるようなら可能性が高まる．

表 3-5　マムシ咬傷の Grade 分類

Grade	症　状
I	創部周囲の発赤・腫脹
II	発赤・腫脹が手関節や足関節に及ぶ
III	発赤・腫脹が肘関節や膝関節に及ぶ
IV	発赤・腫脹が 1 肢の全体に及ぶ
V	発赤・腫脹が体幹に及ぶ，または全身症状が出現

(Hifumi T, et al.：J Intensive Care, 3 (1)：16, 2015)

☑ 重症化するとショック，横紋筋融解，腎不全，DIC といった全身症状を合併する．腎不全から高カリウム血症をきたせば心停止に至る．年間 10 人程度が死亡しているとの報告もある[2]ため，症状があるなら静脈ルートを確保し全例入院とするのが望ましい．

☑ 治療には「マムシ抗毒素血清（ウマ血清）」を使用する．抗毒素は，生体内に遊離状態にある毒素を完全に中和するが，組織に結合した毒素は中和しにくいといわれている．そのため，咬傷後できるだけ早く，6 時間以内に投与することが勧められる[3]．

☑ しかし，抗毒素血清にはアナフィラキシーショックと血清病のリスクがあるため，適応は選ぶべきである．質の高い RCT はないが，Grade III 以上では抗毒素血清の使用によって 1 週間以内の退院率が高くなるという多施設研究があり[4]，Grade III 以上になれば積極的に使用するのが一般的となっている．

☑ セファランチン®（ツヅラフジ抽出アルカロイド）も治療の選択肢にあがる．マムシ毒に含まれるホスホリパーゼ A_2 の阻害作用があるとされる．質の良いエビデンスはないが，抗毒素血清より副作用が少ないために好まれる．

☑ 駆血や局所切開，吸引なども早期に行うように以前はいわれていたが，エビデンスが乏しく近年は推奨されていない[5]．

☑ 抗菌薬の感染予防効果を示す強いエビデンスはない．破傷風トキソイドの投与は勧められる．

（渡邉紀博）

● 参考・引用文献 ●

1) 日本形成外科学会・日本創傷外科学会・日本頭蓋顎顔面外科学会 編：形成外科診療ガイドライン 2　急性創傷/瘢痕ケロイド，金原出版，2015.

2) 瀧 健治，有吉孝一，堺 淳ほか：全国調査によるマムシ咬傷の検討．日臨救医誌（JJSEM），17：753-760，2014.

3) 日本中毒情報センター〈https://www.j-poison-ic.jp/〉(2019年1月アクセス)

4) Hifumi T, Yamamoto A, Morokuma K, et al.：Clinical efficacy of antivenom and cepharanthine for the treatment of Mamushi (*Gloydius blomhoffii*) bites in tertiary care centers in Japan. Jpn J Infect Dis, 66 (1)：26-31, 2013.

5) Hifumi T, Sakai A, Kondo Y, et al.：Venomous snake bites：clinical diagnosis and treatment. J Intensive Care, 3 (1)：16, 2015.

3 頭部・体幹部外傷

「頭を打ってから明らかに意識障害がある」となれば誰がみても CT が必要だとわかる．コツンと壁で頭を打ったが，元気ならまず経過観察で大丈夫だろう．では，その境目はどのあたりだろうか．画像検査が必要かどうかが悩ましい場面にも多く遭遇するため，その点についても解説する．

● 軽症頭部外傷・脳震盪

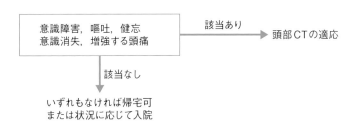

意識障害，嘔吐，健忘
意識消失，増強する頭痛

──該当あり──→ 頭部 CT の適応

──該当なし──↓

いずれもなければ帰宅可
または状況に応じて入院

| 症例

15 歳の男児．部活でサッカー中に他の選手と接触して転倒し，頭部を打撲．意識は清明だが，軽い嘔気が続くので保健室の先生に勧められて受診した．

 CT を撮るかどうか迷ったら撮ってしまって，白黒はっきりつけばそれでよいと思います．

確かに，患者や家族の希望があれば，お互いの安心のために撮ってしまうというのも悪くはないです．ただ，CT を撮らなくてもよければ被曝も避けられるし，医療費も抑えられます．

 CT を撮らなくてよい基準はあるのでしょうか？

成人と小児で別にありますが，さまざまなルールが開発されています．これを参考にすれば，「脳出血や骨折の可能性は低いので今は様子をみて，また症状が悪くなるようなら CT を撮りましょう」という説明もできます．どういう症状になったら再受診させるというのを具体的に説明することが必要です．

経過観察でもよいということですね．CT で何もなくて明日また部活やっていいですか？ という質問もよくあります．

脳震盪の可能性があるので，症状があるうちはやめるべきです．特に人と接触するスポーツの場合は，症状が治まってもいきなり復帰させるのは推奨されていないので，段階的な復帰が望ましいですね．脳外科医と相談することがよいと思います．

レクチャー

☑ 頭部打撲で CT の必要性を判別するには，意識障害や嘔吐，意識消失の有無が参考になる．さまざまなルールが開発されているので参考にしてほしい（**表 3-6**）[1]．ただし，どのルールにも共通しているのは「該当所見がなければ CT は不要」ということであって，1 つでもあれば患者や家族と話し合って決めることになる．

☑ CT が不要と判断した場合でも，帰宅後の注意に関する説明は必要である．遅

表 3-6　カナダ CT 撮影ルール

以下の項目が 1 つでもあれば頭部 CT を撮影する
・意識レベル GCS*＜15 受傷 2 時間後
・開放性または陥没骨折疑い
・頭蓋底骨折疑い
・嘔吐 2 回以上
・65 歳以上
・30 分以上の逆行性健忘
・重大な外力（人 対 車，車外放出，1 m または 5 段以上転落）

*GCS：Glasgow Coma Scale
（Smits M, et al.：JAMA, 294（12）：1519-1525, 2005 を参考に作成）

発性に硬膜外・硬膜下血腫が現れることがあるので，「意識が遠のく，頭痛や嘔吐が続く，手足のしびれや動かしにくさがある，ものが二重に見える」などがあれば，直ちに受診することを勧めておく．

☑ 飲酒による酩酊状態で頭部外傷がある場合，意識清明になるまでは救急外来で経過観察するか，入院させる．酩酊状態で本人に説明しても覚えていないことが多いので，説明内容を文書で渡すか，家族などにも必ず説明しておくことが望ましい．

☑ 頭痛，嘔気などはあるが，CT で何も所見がなければ脳震盪を疑う．スポーツ中の脳震盪には SCAT3 (Sport Concussion Assessment Tool 3) という評価ツールが国際的に用いられている．

☑ 脳震盪が疑われたら，受傷当日はスポーツなどの激しい運動をしてはならない．脳震盪症状が治まらないうちに再度頭部を打撲すると，セカンドインパクト症候群を起こすリスクがある．死亡例や認知機能障害が残ることがあり，脳震盪症状が治まらないうちはスポーツをさせないことが重要である．

● 頸部外傷

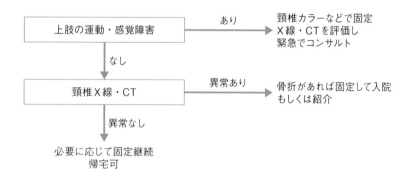

▌症例

75歳男性．階段でつまずき顔面が地面に着くように転倒受傷．直後から首が痛くて，両腕は動くものの軽いしびれがあり，歩いて受診した．

 これは頸髄損傷だから MRI が撮れる病院にすぐに紹介ですね．

そうですね．ただ，時間外に頸部の MRI が緊急で撮れる病院はそう多くはないし，紹介する前に，これ以上悪化させないように処置をしておきたいです．

頸部の固定ですね．

すぐにカラーで固定してから頸椎評価のために X 線を撮りますが，特に高齢者ではもともと変形があったり，側面像では頸椎下部が肩と重なって評価できないことがあるので，CT も撮ってよいでしょう．

レクチャー

☑ 両上肢の感覚，運動障害などの神経症状の持続，頸椎骨折があれば，緊急で整形外科もしくは脳神経外科にコンサルトする．

☑ 頸椎 X 線を撮影する基準に NEXUS (全カナダ救急時 X 線撮影利用研究：National Emergency X-Radiography Utilization Study) や，CCR (カナダ頸椎規定：Canadian C-Spine [cervical-spine] Rule) がある．

☑ 頸椎 X 線で異常がなくても，頸髄損傷は否定できない．特に顔面から打撲して頸部が過伸展するような受傷機転では，中心性脊髄損傷が起きることがある．

☑ 中心性脊髄損傷は両上肢の知覚過敏や運動麻痺がみられるが，歩けることが多いので，救急車ではなく時間外外来に歩いて受診することもある．

☑ 頸椎カラーの継続が必要な状況をあげた (表 3-7)[2]．自覚症状や神経症状，頸椎の可動痛があれば，頸椎カラーをしたまま専門医にコンサルトするのが望ましい．

表 3-7　頸椎カラーの継続が必要な状況

・頸部の正確な所見がとれない（意識障害，飲酒，薬物，他部位の激痛，精神疾患など）
・自覚症状や神経所見がある
・頸椎 X 線・CT で異常所見がある
・頸椎可動痛がある

（日本外傷学会・日本救急医学会 監修，日本外傷学会外傷初期診療ガイドライン改訂第 5 版編集委員会 編：外傷初期診療ガイドライン JATEC 改訂第 5 版，p.170，2016 を参考に作成）

● 胸腹部外傷

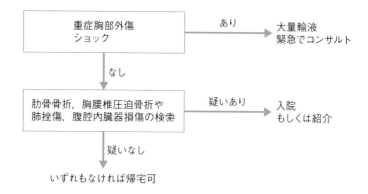

症例

70 歳男性．自転車で転倒して右季肋部を打撲した．季肋部の肋骨上に著明な圧痛を認める．

田舎の診療所だと，こういうケースで受診されますが体幹部の外傷は苦手で…．

手順を踏めば大丈夫ですよ．まずはバイタルサインを確認して，X 線とエコーで**表 3-8** の病態を除外できればあとは慌てなくて大丈夫です．

高齢者の肋骨骨折はけっこう厄介ですよね．肺炎や無気肺になったり，内臓損傷を合併したりすることもありますよね．

内臓損傷の合併を疑う場合は，できれば造影 CT をしたいですが，単純 CT でも臓器の周囲に出血があればわかります．臓器内損傷はわかりにくいですが，多くは保存的治療で安静にします．肝酵素が上昇していれば，肝損傷を疑うきっかけになります．

表 3-8　Primary survey で探すべき病態	表 3-9　腹腔内損傷を除外するのに有用な項目
・気道閉塞 ・心タンポナーデ ・フレイルチェスト ・緊張性気胸 ・開放性気胸 ・大量血胸 ・腹腔内出血 ・骨盤骨折	・腹部所見なし ・SBP^{*1}>90 mmHg ・血尿なし（>25/HPF^{*2}） ・貧血なし（Ht<30%） ・意識障害なし ^{*1}SBP：systolic blood pressure ^{*2}HPF：high-power field

レクチャー

☑ JATEC の primary survey に準じて，まずは重症な胸部外傷と出血性ショックに至る病態を探す（表3-8）．これらは身体診察と，X線，エコーがあれば診断可能である．緊急で外科対応が可能な病院にコンサルトする．

☑ 肋骨骨折は原則として臨床診断である．肋骨骨折がX線で写っていれば診断は確定するが，骨折が写っていないからといって否定はできない．肋骨上にピンポイントに圧痛があれば肋骨骨折として扱う．

☑ 肋骨骨折は，血気胸や肺挫傷などの胸腔内合併症に注意する．第1〜3肋骨骨折では大動脈損傷を，第9〜12肋骨骨折では肝損傷や脾損傷などの腹腔内損傷を合併することがある．

☑ 合併症がなく1〜2本の肋骨骨折であれば，外来で治療可能である．3本以上では入院が考慮される．治療は鎮痛による対症療法が主体だが，鎮痛が不十分だと無気肺や肺炎を合併することがあり，特に高齢者の場合は入院が考慮される．

☑ 胸腰椎圧迫骨折はそのまま帰宅させると，骨折部がさらに潰れて遅発性麻痺を起こすことがあるので，入院を考慮する．

☑ 受傷機転のみで腹部損傷の有無を判断することは難しい．FAST（外傷の初期診療における迅速簡易超音波検査法：focused assessment with sonography for trauma）で陽性であれば腹腔内損傷の疑いは高まるが，FAST 陰性でも腹腔内損傷は否定できない．

☑ 腹腔内損傷を除外するには，表3-9 の5項目が当てはまれば有用とされる[3]．

☑ 帰宅できる場合も，遅発性に血気胸や腹腔内損傷を起こすことがあるため患者・家族には説明しておく．

（近藤貴士郎）

● **引用文献** ●

1) Smits M, Dippel DW, de Haan GG, et al. : External validation of the Canadian CT Head Rule and the New Orleans Criteria for CT scanning in patients with minor head injury. JAMA, 294 (12)：1519-1525, 2005.
2) 日本外傷学会・日本救急医学会 監修，日本外傷学会外傷初期診療ガイドライン改訂第 5 版編集委員会 編：外傷初期診療ガイドライン JATEC 改訂第 5 版，p.170，2016.
3) Nishijima DK, Simel DL, Wisner DH, et al. : Does this adult patient have a blunt intra-abdominal injury？ JAMA, 307 (14)：1517-1527, 2012.

4 整形外科

　四肢の外傷で受診する症例は多い．X線で骨折や脱臼が見つかれば診断は容易だが，X線で診断がつきにくいものや，帰宅させるには危ない症例がある．ここでは，頻度は高いが注意すべき病態を中心に解説する．

● 肘の骨折

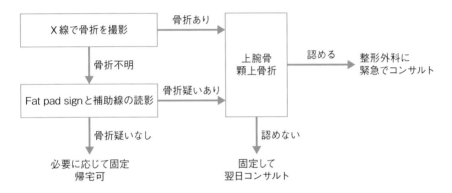

▎症例

　25歳男性．自転車で転倒して右肘を打撲．あまり腫れていないが，動かすと痛いので受診した．

 先日このような症例で，X線で骨折を認めなかったので念のためシーネ固定をして帰したら，次の日に整形外科で「骨折あり」と言われちゃったんですよ．

固定していれば大きな問題はないと思いますが，骨折については説明が肝心です．

救急外来では「骨折はない」と断言してはいけないということですね.

そうです. あとで骨折がわかると初療医が見逃したとクレームが来ますから.

今回のケースのように, 肘なら骨以外の所見で骨折がわかることを整形外科の先生に教えてもらい勉強になりました.

肘の側面像では, 補助線と Fat pad sign という軟部組織の所見で骨折がわかります. 特に子どもの肘の骨折では緊急手術になることがあるので, 必ず整形外科に紹介しましょう.

レクチャー

☑ 受傷機転は転倒時に衝撃を和らげようとして, 背屈位で手のひらをついて受傷することが多い.

☑ 肘関節 X 線では骨折線がなくても, 補助線を引くことと軟部組織の所見 (Fat pad sign) から骨折を疑うことができる.

☑ Fat pad sign とは肘 X 線の側面像で肘関節の関節包内の液体貯留を示す. 肘の腹側に少量あるのは正常だが, 背側に認めたり, 腹側の液体貯留が増加している (図 3-3) のは, 骨折による出血を意味する.

☑ 補助線は 2 つ確認する (図 3-4). 一つは, 橈骨の中心軸の線は必ず上腕骨小頭を通るので, これがずれていれば橈骨頭脱臼を意味する. もう一つは, 正常では側面像で上腕骨の前面の線が上腕骨小頭の中心 1/3 を通るので, 通らなければ小児では上腕骨顆上骨折を疑う.

☑ 小児の肘周囲の骨折は, 緊急で整形外科コンサルトとしたほうがよい. 上腕骨顆上骨折は, 合併症が他の骨折よりも多く, 神経損傷や橈骨動脈損傷を 10〜20 ％に合併する. また, コンパートメント症候群も 0.1〜0.3 ％と少ないが, いったん発症すると Volkmann 拘縮につながる. 上腕骨外顆骨折は, 初診時には骨折部が不明瞭なことも多い.

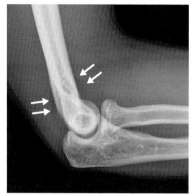

図 3-3　Fat pad sign
肘関節の前後の軟部組織に低吸収域を認める（⇨部分）.

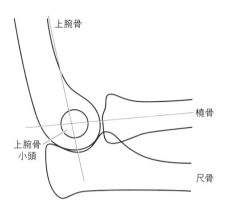

図 3-4　肘関節側面像で読影すべき線

上腕骨
橈骨
上腕骨
小頭
尺骨

大腿骨近位部骨折

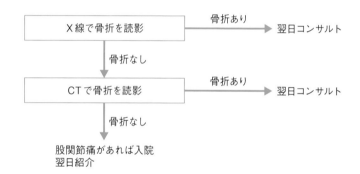

```
┌─────────────────┐   骨折あり
│  X線で骨折を読影  │ ──────────→  翌日コンサルト
└─────────────────┘
        │ 骨折なし
        ↓
┌─────────────────┐   骨折あり
│  CTで骨折を読影   │ ──────────→  翌日コンサルト
└─────────────────┘
        │ 骨折なし
        ↓
股関節痛があれば入院
翌日紹介
```

症例

80歳女性．玄関先で滑って転倒．右大腿部の付け根が痛かったが，何とか歩けたので近くで開いていた病院を受診した．

お年寄りの骨折で大腿骨近位部骨折は本当に多いですよね．高齢者の転倒といえば"これ"みたいな感じで，病院で当直しているとよく搬送されてきますよ．

ときどき痛がっているのに X 線で骨折がわからないことがあって，判断に迷うことがあります．

X 線で所見がないからといって骨折の否定はできませんね．

そしたら CT を撮って骨折がなければ帰宅として，翌日整形外科を受診としてもよいでしょうか？

それが，CT でもわからないこともあって，MRI を撮らないと判断がつかないこともあるんですよ．

でも夜中に MRI は撮れないですよね？

歩かせると転位が進んでしまうので，疑わしい場合はやはり入院がよいでしょうね．それから，転倒した原因もきちんと調べることが大事ですね．ときどき不整脈や感染症などが隠れていることがありますから．

レクチャー

☑ 高齢者が転倒して大腿の付け根が痛いという訴えで来院したら，まず大腿骨近位部骨折を疑う．ほとんどの症例では荷重がかけられず歩けないが，転位の少ない例では歩けることがある．

☑ 受傷機転の背後に内科的な疾患（脳卒中や不整脈，感染症など）が隠れていないかも検索する．

☑ 大腿骨頸部骨折には骨盤部の骨折を合併することがあるので，骨盤 X 線＋股関節 X 線をオーダーする．X 線で骨折所見がないからといって，大腿骨頸部骨折を否定してはいけない．X 線だけでは 2〜9％見逃されるという報告がある．

☑ 大腿骨ばかりに気を取られて，実は恥骨骨折や臼蓋骨折だったということもある．

☑ X 線で診断できない場合，CT または MRI が次の手であるが，夜間に MRI を撮れる施設はあまりないと思われるので，CT をオーダーする．CT で骨折がはっ

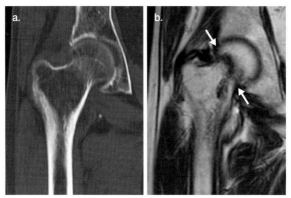

図 3-5　右大腿骨頸部骨折（a：CT，b：MRI T1）
CT で骨折線ははっきりしないが，MRI で大腿骨頸部に骨折線が
あるのがわかる（⇒部分）．

きりしない場合でも骨折なしとはいえず，確定診断には MRI を要する（図 3-5）．

☑ 歩けるからといって帰してしまうと骨折部の転位が進んでしまうので，股関節
痛があれば入院させておくのが無難だろう．48 時間以内（可能なら 24 時間以内）
の手術が推奨されている[1]ので，それまでに整形外科にコンサルトする．

● 脱 臼

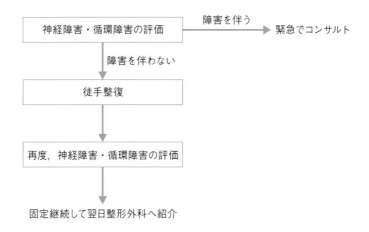

症例

40 歳男性．自転車で転倒して左肩を打撲．受傷後から左肩が上がらないため，歩いて近医を受診した．

当直してて，脱臼をみるのは好きですよ．わかりやすいし，えいやって戻せばいいですから．

私は，やってみてもなかなか戻らないから，結局整形外科の先生呼んじゃいます．

最も多い肩関節脱臼は，整形外科医でなくてもだいたい治せますよ．患者さんに，いかに力を抜いてもらうかがコツですね．

いくつか方法を試してだめなときは鎮静薬を使います．

それもよいですが，鎮静薬はアレルギーや窒息など万が一のことが起こりうるので，十分にモニターしましょう．あと，整復前に必ず神経所見と循環障害はとっておく必要があります．

整復自体で障害が起こることがあるからですね．

整復後に新たに障害が出たとなると，トラブルの元になりますから，十分に説明しておく必要があります．

レクチャー

☑ 受傷機転や受傷部の変形，脱臼の既往歴，X 線から診断は容易であるが，受傷部に気を取られ，痛みの訴えも強いため，神経障害と循環障害の所見をとることを忘れがちである．整復操作の合併症として障害が起こることがあるため，整復前の神経・循環障害を確認しておくことは非常に大切である．神経・循環障害を伴うものは速やかに整形外科にコンサルトが必要である．

☑ 骨片が関節窩にあるものや，骨折を伴うものも観血的整復固定術の適応になることが多く，整形外科にコンサルトが必要である．

☑ 整復を試みるのであれば，整復前に骨折や神経・循環障害が生じる可能性があることをあらかじめ患者に伝えておくことが重要である．

☑ 鎮静薬を使用する場合は，気道呼吸管理が整った環境で行う．鎮静下では痛みを感じにくいため，鎮静をかけない場合よりも神経・循環障害が起こっても気づきにくいことも留意しておきたい．

☑ 整復後にも，必ずX線で整復位と骨折の合併の有無を確認する．神経・循環障害の評価も忘れない．靱帯や軟部組織損傷のため，後日整形外科を受診してもらう．

☑ 整復困難例は神経・循環障害がなければ固定して，翌日に整形外科コンサルトでよい．

（近藤貴士郎）

● 引用文献 ●

1) Bhandari M, Swiontkowski M：Management of Acute Hip Fracture. N Engl J Med, 377 (21)：2053-2062, 2017.

5 妊婦・授乳婦

　妊婦ではまず Red flag を確認し，異常があれば速やかに産婦人科診察を依頼する．画像検査は必要性を十分に検討したうえで必要と判断された場合は，リスクとベネフィットを十分に説明し適切に施行する．また，発熱や頭痛などのコモンプロブレムは多様だが，非専門医が対応できることが多く，薬剤は必要性を吟味したうえであれば，安全に使用できるものが多数ある．

● 妊婦の腹痛

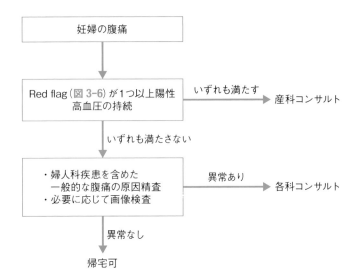

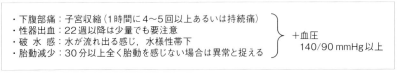

図 3-6　妊婦の Red flag

30 歳女性，現在妊娠 32 週．本日朝からの下腹部痛で来院した．

女性を見たら妊娠を疑え，というのは有名ですが，いざ妊娠して
いるとなるとどう対応すればよいのか自信がありません．

妊婦は非専門医が普段関わることは少なく，診察に慣れていない
うえに検査や薬にも気を遣いますよね．また周産期の超緊急疾患
は 1 分 1 秒を争い，児の生命予後に大きく関わるため，正直，専
門医に頼りたくなるところです．しかし，産婦人科医師不足は深
刻であり，すぐ助けを求めることができない場面も予想されます．

産婦人科医に緊急コンサルトが必要な状況であるのか否かは，ど
のように判断したらいいのでしょうか？

まずは慎重になる妊婦の腹痛ですね．大きく分けて，①妊娠関連
の腹痛，②婦人科疾患の腹痛 (卵巣嚢腫茎捻転，卵巣出血など)，
③男女問わず考える一般的な腹痛 (虫垂炎，胃腸炎など) の 3 つに
分けるとわかりやすいです．

確かに，②，③も妊娠中に起こりうることは忘れがちですよね．

なかでも①には超緊急疾患が含まれます．妊婦の Red flag (図
3-6) に当てはまる場合は①の超緊急疾患を考慮しなければなら
ず，当日のコンサルトが必要です (冒頭のフローチャートを参照)．
まず下腹部痛が主訴の場合，下腹部を触診して硬くなった子宮を
触れた際は，子宮収縮による痛みの可能性があり注意が必要です．
また性器出血を伴う場合は，少量であっても危険なサインです．
特に緊急性の高い常位胎盤早期剝離では，外出血は少量であるこ
とも多いです．妊娠 22 週以降の強い子宮収縮，性器出血を訴え
る場合はこの疾患を疑って，全例エコーと胎児心拍数モニターを
確認することが必要なので，専門医にコンサルトしましょう．

また，腹部への鈍的外傷後に発症することがあるので，外傷後は最低 2 時間の胎児心拍数モニタリングを行い胎児に異常のないこと，頻回の子宮収縮がないことを確認することが推奨されています[1].

それは知りませんでした．外傷歴の確認は必要ですね．

妊娠 6〜8 週の妊娠初期に起こる性器出血の原因としては異所性妊娠が有名ですが，生殖補助医療の普及に伴い子宮内外同時妊娠が増えています．正常妊娠といわれている妊婦でも，異所性妊娠がない，とは言い切れないのです．
他の Red flag としては，胎動減少が主訴で常位胎盤早期剥離があることもありますし，破水感があったときは前期破水に伴う臍帯脱出に注意しなければなりません．

妊娠高血圧症候群に腹痛・頭痛を伴う場合は，HELLP 症候群や子癇の可能性も考慮されるため，血圧測定は重要です．

症例に戻りましょう．この妊婦は Red flag や高血圧は満たしませんでした．診察すると右上腹部痛を訴えました．

妊婦も普通の人間ですので，妊娠に関係ない疾患で受診することもあります．妊娠中の虫垂炎は比較的多いですが，大きくなった子宮に圧排されるため症状が非典型的であったりカバーされていたりすることがあります．2 割は上腹部痛を訴えるといわれています．また穿孔リスクが高く，穿孔すると胎児死亡リスクが上昇するため，原則早期の手術が必要です．

虫垂炎を疑った場合は造影 CT を撮影したいですが，妊娠中の被曝問題はどう扱えばよいのでしょうか？

被曝量の胎児への影響は妊娠時期により異なるため[2]，被曝線量を推定したうえで，妊娠時期を加味してその影響について説明する必要があります．

腹部 CT と骨盤部 CT の最大被曝量はそれぞれ 49 mGy，79 mGy といわれています[3]．平均的な被曝量はその 1/3 以下であり，1 回の検査であれば影響はほとんどないといわれています．妊娠中の CT 撮影は極力避けたいところですが，場合によっては撮影が必要な場面もあります．検査で得られた情報により，母体のメリットは胎児のメリットにもつながるはずです．十分な説明を行い納得してもらったうえで撮影しましょう．ヨード造影剤も使用可能なので，必要性を理解してもらえるよう，リスクとベネフィットをきちんと説明しましょう．

レクチャー

☑ 妊婦の腹痛に Red flag があれば当日コンサルトが必要である．

☑ 生理的な子宮収縮（お腹の張り）は 1 時間に 1〜2 回程度であり，痛みは伴わない．1 時間に 4〜5 回も収縮があったり，痛みを伴ったり，安静でも治まらない場合はコンサルトが必要である．下腹部の触診で硬くなった子宮を触れることもある．

☑ 常位胎盤早期剥離は全分娩の約 1％にみられ，胎児低酸素に至り脳性麻痺の原因になる．また母体の出血性ショックを引き起こし母体死亡の原因になる．妊娠高血圧症候群・高齢・喫煙などがリスクとなるが，外傷契機の発症もある．子宮収縮と性器出血が主な症状であるが，外出血量と重症度は相関しないことが多く，非典型例も多いため注意が必要である．

☑ 異所性妊娠は全妊娠の 1〜2％程度の頻度で発症する．また子宮内に胎嚢が確認できている場合でも，子宮内外同時妊娠の可能性は否定できない．正常妊娠ではまれであるが，生殖補助医療を行っている場合，子宮内外同時妊娠は 0.15〜1％ほどの確率で報告されている[4,5]．

☑ 血圧 140/90 mmHg 以上であれば妊娠高血圧症候群と診断される．蛋白尿を伴う場合や，160/110 mmHg 以上の重症妊娠高血圧症候群では合併症予防の

表 3-10　被曝量と胎児への影響

妊娠週数	胎児への影響
受精～妊娠 10 日	奇形発生率の上昇はない（all or none の法則）
妊娠 11 日～10 週	50 mGy 未満では奇形発生率を上昇させない
妊娠 10～26 週	100 mGy 未満では中枢神経へ影響しない

（日本産科婦人科学会・日本産婦人科医会 編集・監修：産婦人科診療ガイド
ライン―産科編 2017，日本産科婦人科学会，2017 より作成）

表 3-11　検査別の胎児被曝線量

検査方法		平均被曝線量（mGy）	最大被曝線量（mGy）
単純撮影	頭部・胸部	0.01 以下	0.01 以下
	腹部	1.4	4.2
	腰椎	1.7	10
	骨盤部	1.1	4
CT 検査	頭部	0.005 以下	0.005 以下
	胸部	0.06	0.96
	腹部	8	49
	骨盤部	25	79

（ICRP 勧告翻訳検討委員会：ICRP Publication 84 妊娠と医療放射線，日本アイソ
トープ協会，p.15，2002 より改変）

ために入院が必要となるため，当日コンサルトを行う．また腹痛を伴う場合は，
HELLP 症候群の可能性も考慮されるため，閾値を下げて採血を行う．

☑ X 線を用いる検査は，不必要な撮影は極力避けるが，妊娠週数とその必要性に
応じて撮影することが可能である（表 3-10，表 3-11）．その際は十分な説明が必
要である．なお，CT 撮影に用いる水溶性ヨード造影剤に関しては新生児の甲状
腺機能低下のリスクはないといわれている[6)]ため，患者と相談して使用するこ
とは可能である．

● 妊婦の発熱

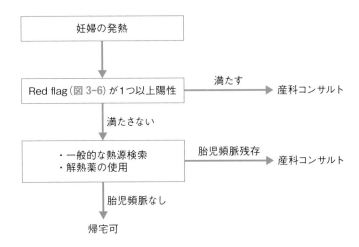

妊婦の発熱

↓

Red flag（図3-6）が1つ以上陽性 　満たす→ 産科コンサルト

↓ 満たさない

・一般的な熱源検索
・解熱薬の使用 　胎児頻脈残存→ 産科コンサルト

↓ 胎児頻脈なし

帰宅可

▌症例

26歳女性，妊娠26週．昨日からの発熱で来院．現在38.8℃の熱がある．

発熱，頭痛などのコモンプロブレムで来院する妊婦も多くいますが，そういった一般的な主訴への対応は，通常の診察に加えて，何に注意したらよいのでしょうか？

まず，Red flag（図3-6）がないか，血圧が正常範囲かどうかを確認することは重要です．当てはまらなければ，緊急性は低いことが多いです．妊婦の発熱で注意しなければならない絨毛膜羊膜炎は子宮の圧痛・子宮収縮を伴いますので，触診を行いましょう．

母体の発熱・頻脈を認める際は，児も頻脈に至っていることがあります．胎児心拍はエコーで簡単に測定できます．胎児心拍160回/分以上の頻脈が続くと心不全状態に至ることがあるため，38℃以上の発熱を認める妊婦には解熱薬の使用が推奨されます．

解熱薬は妊娠中に安全に使用できるのでしょうか? 添付文書には「治療上の有益性が危険性を上回ると判断される場合にのみ投与」と記載されている薬剤が多いですが.

妊娠週数と薬剤の胎児への影響は,放射線の影響と同様に,妊娠4〜12週ごろの器官形成期に使用すると催奇形性が報告されている薬剤がありますが,その前までの使用では all or none の法則となり催奇形性はありません.それ以降では催奇形性はありませんが,胎児の成長のうえで妨げとなる薬剤が一部報告されています.

妊娠後期の NSAIDs 使用による動脈管早期閉塞は有名ですね.解熱薬はアセトアミノフェンが第一選択で用いられます.抗菌薬のセフェム系,ペニシリン系やマクロライド系,制吐薬のメトクロプラミド(プリンペラン®),鎮咳薬のデキストロメトルファン(メジコン®),喘息吸入薬など,実際には安全に使用できるとされている薬剤はたくさんあります.

画像検査と同様で,不必要な処方は控えるべきですが,必要な薬は説明のうえきちんと処方しましょう.可能な限りその場で安全性を調べ,根拠を示したうえで,妊婦本人と相談して決めましょう.

この妊婦さんはインフルエンザ A が陽性でした.妊婦はインフルエンザが重症化しやすい傾向にあります[7].インフルエンザワクチン・抗インフルエンザ薬は重症化予防に有効でありガイドラインでも推奨されています.

授乳中であっても,乳児が摂取する量はごくわずかであり,実際に授乳が禁忌になる薬剤はごくわずかです.安易に断乳を指示してはいけません.母乳しか飲んでくれない赤ちゃんも多いですし,お母さんの乳腺炎にもつながります.妊娠中・授乳中の女性に対する投薬で悩んだら,文献などを参考にお母さんとよく話し合って処方する姿勢が大切ですね.

レクチャー

☑ 妊婦のコモンプロブレムでも Red flag を確認する．発熱では絨毛膜羊膜炎の可能性を考慮して，子宮収縮の自覚や子宮の圧痛を確認する．38℃以上の発熱は胎児頻脈を引き起こす可能性があるため，解熱薬の使用が望ましい．

☑ 妊婦はインフルエンザ罹患の合併症を起こしやすく，産後と比べて入院する相対リスクは妊娠 27～31 週で 2.6 倍，妊娠 37～42 週では 4.7 倍にも上る[7]．オセルタミビル（タミフル®），ザナミビル（リレンザ®），ラニナミビル（イナビル®）は妊婦・授乳婦も通常どおり使用可能であり，接触歴がある場合の予防的投与も推奨されている[2]．インフルエンザワクチンは全妊娠期間・授乳中も接種可能であり，推奨されている．

☑ 妊婦・授乳婦への処方は必要性を吟味したうえであれば，安全に使用できる薬剤が多い．安全性をその都度，下記の書籍や Web で調べて患者本人へ情報提供し，しっかり説明したうえで必要な薬剤は処方する．

> ▶ 書籍：『薬物治療コンサルテーション 妊娠と授乳』改訂 2 版，南山堂
> ▶ Web：LactMed〈https://www.ncbi.nlm.nih.gov/books/NBK501922/〉
> 国立成育医療研究センター：妊娠と薬情報センター
> 〈https://www.ncchd.go.jp/kusuri/〉

（藤田紗季，本多　泉）

● 引用文献 ●

1) ACOG：Chapter 7. Obstetric and Medical Complications. Guideline for Perinatal Care 7th Ed, pp.246-248, 2012.
2) 日本産科婦人科学会・日本産婦人科医会 編集・監修：産婦人科診療ガイドライン－産科編 2017, 日本産科婦人科学会，2017.
3) ICRP 勧告翻訳検討委員会：妊娠と医療放射線，日本アイソトープ協会，pp.1-22, 2002.
4) Clayton HB, Schieve LA, Peterson HB, et al.：Ectopic pregnancy risk with assisted reproductive technology procedures. Obstet Gynecol, 107 (3)：595-604, 2006.
5) Svare J, Norup P, Grove Thomsen S, et al.：Heterotopic pregnancies after in-vitro fertilization and embryo transfer-a Danish survey. Hum Reprod, 8 (1)：116-118, 1993.
6) ACR manual on contrast media ver.10.3, 2018.〈https://www.acr.org/-/media/ACR/Files/Clinical-Resources/Contrast_Media.pdf〉
7) Neuzil KM, Reed GW, Mitchel EF, et al.：Impact of influenza on acute cardiopulmonary hospitalizations in pregnant woman. Am J Epidemiol, 148 (11)：1094-1102, 1998.

6 耳鼻科

　救急外来では耳鼻科領域の受診も多くみられる．鼻出血や外耳道・鼻腔異物，難聴などで受診するケースがあるが，耳鼻科専門医への緊急コンサルトが必要な症例はあまりない．ほとんどは専門外でも対応が可能である．

鼻出血

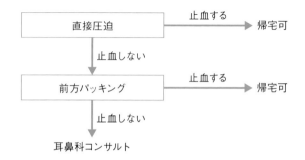

症例
　50歳男性．来院1時間前より鼻出血が止まらないとして救急搬送された．

 昨夜，「鼻出血があってティッシュを詰めたけど1時間止まらない」っていう救急車を受けたんですけど，ティッシュを詰めただけで止まるわけないし，ちゃんと鼻翼を圧迫すれば救急車を呼ばなくても済むのに….

まあまあ．1時間も止まらなければ焦って救急車呼ぶ人はいますよね．患者さんは意外と鼻出血の正しい圧迫止血の方法を知らなかったりするんですよ．

1時間も止まらないなら最初から耳鼻科に行ってもらったほうがいいんじゃないですか？

でも，夜に耳鼻科医がいつでも診てくれる救急病院って，そんなにないですよ．

そうなんですよね．ただ，昨夜は救急隊員が正しい圧迫止血を指導してくれて，病院に来たときには止血されていたからほっとしました．うちの救急外来には耳鼻科医が使うような器具は置いてないので，止血されていなかったらどうしようかといつも不安です．

大丈夫です．特別なものは必要ありません．確かに止まらないケースもありますが，ほとんどは救急の処置で止めることができます．

でも，後方出血だと止まらないっていいますよね？

確かに後方出血だと，通常の方法で止血を得るのは難しいですが，非常にまれですので，そんなに気にしなくてもよいと思います．

うちには耳鼻科が使うような細長いガーゼとか置いてないですよ？

いわゆるコメガーゼがない場合，通常のガーゼを図3-7のように切れば，細長いガーゼを作ることができます．これをボスミン液に浸して詰めればよいです．また，メロセル®のようなパッキング材料もあります．

なるほど．それならどこでもできそうですね．

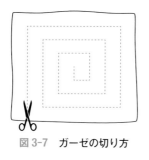

図 3-7　ガーゼの切り方

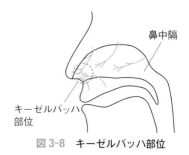

図 3-8　キーゼルバッハ部位

レクチャー

☑ 鼻出血の対応時は，まずバイタルサインをチェックする．血液誤嚥による窒息や血管迷走神経反射 (VVR) による失神なども起こりうるので，必要であれば輸液や吸引を行う．

☑ 鼻出血の出血源は，鼻中隔の前方にあるキーゼルバッハ部位が一般的である．出血の初期対応の基本は圧迫止血のため，ここを押さえればよい (図 3-8)．

☑ 圧迫時はやや下を向くようにして，喉に血液が垂れ込まないようにする．もし，垂れ込むようなら吐き出させる．血液を飲むと嘔気を催すことがある．

☑ 圧迫でも止血が得られないときは，ボスミン液に浸したガーゼを詰める．このときは，細長く切ってセッシでガーゼの先端を奥のほうに置いてくるようにして，層状に鼻腔全体に詰めるようにする．ガーゼを複数使用したときは，挿入枚数をカウントする．メロセル® など専用のパッキング材料があれば使用してもよい．30 分程度経過したら後咽頭を観察して，血液の垂れ込みがなければ止血が得られたものと判断する．

☑ 止血が得られれば，ガーゼをそっと抜去して帰宅でもよいし，ガーゼを抜去すると再出血を起こすことがあるので，そのままにしてもよいが必ず翌日の耳鼻科外来を受診してもらう．パッキング材料を詰めたままにすると組織壊死のリスクがある．時間外の対応について耳鼻科とあらかじめ相談しておくとよいだろう．

☑ ガーゼを詰めても咽頭に血液が多いときは後方出血を考える．尿道カテーテルを挿入する方法もあるが，入院適応になるため，耳鼻科コンサルトでよい．

☑ 鼻出血は鼻いじりやくしゃみなどの誘因があることが多いが，中には基礎疾患が隠れていることがある．誘因なく出血する例や鼻出血を繰り返す例では血液疾患，悪性腫瘍，薬剤性 (抗凝固薬など)，血管炎などを考慮し，原因を検索するとともに，後日耳鼻科にコンサルトする．

● 鼻腔・外耳道異物

● 鼻腔異物

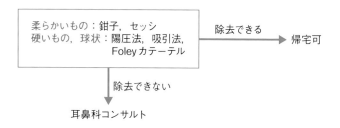

```
┌─────────────────────────────┐
│ 柔らかいもの：鉗子，セッシ      │── 除去できる ──→ 帰宅可
│ 硬いもの，球状：陽圧法，吸引法， │
│           Foley カテーテル    │
└─────────────────────────────┘
          │ 除去できない
          ↓
     耳鼻科コンサルト
```

● 外耳道異物

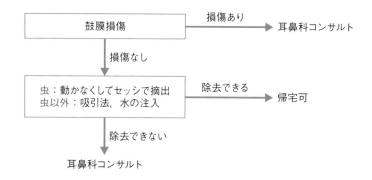

```
┌──────────────┐
│   鼓膜損傷     │── 損傷あり ──→ 耳鼻科コンサルト
└──────────────┘
      │ 損傷なし
      ↓
┌─────────────────────────┐
│ 虫：動かなくしてセッシで摘出  │── 除去できる ──→ 帰宅可
│ 虫以外：吸引法，水の注入     │
└─────────────────────────┘
      │ 除去できない
      ↓
  耳鼻科コンサルト
```

> ▎症例
>
> 6 歳男児．保護者より「鼻に BB 弾が入ってしまったので取ってもらいたい」
> と夜間の救急外来に問い合わせがあった．

いくら救急外来だからって，こういうのは耳鼻科に行ってもらわ
ないと．

確かに鼻の中のどこにあるかもわかりませんし，子どもですから
余計に専門科に対応してもらいたくなるところですが，異物鉗子
のような特別な器具がなくても異物の種類によっては対応が可能
です．

異物の種類によって，というと？

例えば，今回のような球状の物だと，鉗子だと滑ってつかみにくいので，かえって吸引チューブを使って吸引したほうがうまくいく場合があります．吸引チューブならどこでもありますよね．

確かにそれなら使えそうです．

鼻腔を塞ぐような球状異物の場合，反対側の鼻腔を押さえて口から思い切り息を吹き込んでやると，それだけでスポンと取れることがあります．

器具を使わなくても取れるんですか！

これがうまくいくと，施行者も気持ちいいものです．電話で指導して家で取れればわざわざ受診しなくても済みますしね．

ちなみに，外耳道異物の場合でもいい方法はあるのでしょうか？

外耳道異物では吸引の他にぬるま湯を勢いよく注入し，鼓膜で反射させて押し出す方法があります．ただ，外耳道は狭いうえに，取ろうとして無理に押し込むと周囲の組織を傷つけたり，強い痛みを引き起こすので注意が必要です．

鼻腔異物や外耳道異物の場合，診療所レベルでもいくつか方法が試せそうですが，取れなかったらいつ耳鼻科に紹介したらよいでしょうか？

外耳道異物は急がないので翌日受診でよいです．鼻腔異物は後方から落ち込む可能性があるので，できるだけ早く受診をしてもらいます．ボタン電池の場合は，短時間でも粘膜壊死や鼻中隔穿孔を起こす可能性があるので緊急でコンサルトが必要です．

受診前に異物の種類や形がわかると自施設で対処可能か判断できそうですね.

問い合わせの電話があったら，そこまで聞いておくとよいと思います.

そもそも，鼻や耳に物を入れないようにすることが一番ですよね.

ほとんどが小児の不注意によるものですから，周りの人が気を配っておきたいですね.

レクチャー

☑ 鼻腔異物は6歳以下の小児に多く，BB弾やおもちゃの部品，豆類などがある. 病歴が聴取できれば診断は容易だが，異物を挿入したことを親に隠して鼻閉や鼻汁で受診することもある.

☑ 柔らかい異物の場合は鉗子やセッシで取り出すことは可能だが，硬いものや球状物の場合は，かえって奥に押し込む危険がある.

☑ 完全に異物が鼻腔を塞いでいる場合は，反対側の鼻腔を押さえて，口から息を吹き込むか，バッグバルブマスクで陽圧をかけること（陽圧法）で異物が飛び出ることがある.

☑ 異物と鼻腔の間に隙間がある場合や陽圧法でうまくいかない場合は，吸引法やFoleyカテーテル法を使う. 吸引チューブの側溝の手前で切り落としておき，先端が異物に吸着できるようにする. 隙間に6〜8FrのFoleyカテーテルを通して1〜2mLの空気でバルーンを膨らまして異物ごと手前に引いてくる方法もある.

☑ 摘出後は，再度鼻腔内を観察して鼻腔内の損傷や出血がないかを確認する. 摘出できなければ後方から消化管や気管に落ち込む可能性があるので，耳鼻科に紹介する. ボタン電池は数時間で鼻中隔壊死や穿孔を起こすので，摘出できなければすぐに耳鼻科に紹介する.

☑ 外耳道異物も小児に多いが，成人でも虫などの生物が異物になる. 生物異物は不快感が強いので，速やかに摘出する必要がある. 虫が動いていると摘出する際に激痛を引き起こし，さらに奥に入ってしまって取れなくなるので，キシロ

カイン液やオリーブオイルで動かなくしてから摘出する．生物以外の場合は，鼻腔の場合と同様に吸引したり，異物と外耳道の隙間に温めた水を注入したりすることで流し出すこともできる．

☑ 摘出できない場合は，無理をせず翌日の耳鼻科に紹介する．取ろうとして押し込んでしまい，内側の骨部外耳道に達すると激痛を引き起こす．また，難聴など鼓膜損傷を疑う場合も摘出せず耳鼻科に紹介する．ボタン電池の場合も，数時間で周囲の組織の壊死を起こすことがあるので早めに耳鼻科に紹介する．

● 難 聴

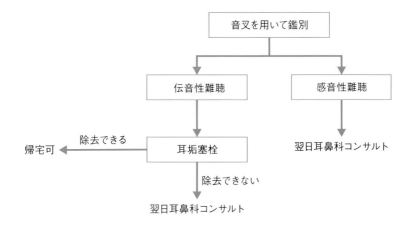

症例

50 歳男性．今朝起きたらめまいがして右耳が聞こえにくいことに気づいた．めまいは治ったが，耳の詰まった感じが続くため受診した．

突発性難聴のようですけど，難聴といわれても聴力検査もできないし，耳をちゃんと観察する自信もないです．

簡単な聴力検査であれば，耳のそばで指をこするだけでもよいですし，音叉があればもう少し詳しく調べることができます．

確かに伝音性難聴か感音性難聴かの鑑別はできそうです. 感音性ならより突発性難聴の疑いが強まりますね.

 耳鏡があれば鼓膜まで見えますが, 耳鏡がなくても一度覗いてみましょう. 意外と耳あかが詰まっていることもあるかもしれませんよ. そしたら耳あかを取ってあげれば紹介しなくてもよいですしね.

 耳あかくらい患者さんが気づくんじゃないですか?

 いや, そうでもないです. 高齢者ですと意外に歳のせいと考えて耳をみていなかったり, 小児でも耳あかを取ろうとして奥に押し込んでしまっていることがあるんです.

 難聴があって耳あかがなければ, すぐに紹介したほうがいいですか?

 難聴や耳鳴りなど耳だけの訴えなら, 突発性難聴やメニエール病の可能性があり耳鼻科でいいと思いますが, 難聴以外の症状を伴っていると耳鼻科とは限らないです.

 確かに, 脳梗塞で耳の症状を訴える人もいますね.

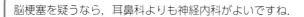 脳梗塞を疑うなら, 耳鼻科よりも神経内科がよいですね.

 突発性難聴は早期の治療がよいと聞きましたが….

 早期のステロイド治療が予後を改善するといれていますし, メニエール病などとの鑑別が難しいこともありますので, 疑うなら早期の紹介がよいでしょうね.

レクチャー

☑ 難聴単独で受診する患者は少なく，ほとんどはめまいや嘔気など他の症状を伴っている．鑑別疾患は幅広いが，緊急での耳鼻科コンサルトが必要な病態は少ない．

☑ まずは音叉を使って伝音性難聴と感音性難聴を区別する．前額部正中に音叉を当て，左右差があれば大きく聞こえたほうに伝音性難聴があると判断する（Weber 試験）．次に音叉を耳の後ろの乳様突起部に当て，聞こえなくなったら外耳道口に持っていき，外耳道から聴取できるかを聞く．外耳からでも聴取できれば正常または感音性難聴で，聴取できなければ伝音性難聴と判断する．

☑ 伝音性難聴の場合は，外耳道を観察する．耳鏡があると便利だが，肉眼的に見える範囲でも意外と耳垢塞栓が見つかるかもしれない．耳垢塞栓の場合は，シリンジで微温湯を注入すると取れることがある．鼓膜まで見えれば，穿孔がないか，中耳に液体貯留がないかを観察する．外傷歴があれば鼓膜穿孔を疑うことは容易であり，外耳道から出血がみられれば，側頭骨骨折を疑う．いずれの場合でも翌日の耳鼻科コンサルトで構わない．

☑ 感音性難聴の場合は，薬剤性，騒音性，中枢性，メニエール病，突発性難聴などがある．

☑ 薬剤性の原因としては，アミノグリコシド系薬やループ利尿薬，サリチル酸などがある．騒音性難聴も病歴から診断は容易である．小脳，脳幹系の障害の場合でも難聴を訴えることがあるが，めまいや運動失調を伴うので，神経所見の異常がないかを診察する．

☑ メニエール病はめまいというイメージがあるかもしれないが，難聴や耳鳴りで発症することもあり，めまいを伴う突発性難聴と鑑別が難しいこともある．突発性難聴はステロイド治療の適応になるため，鑑別が難しい場合は地域の事情に合わせて耳鼻科にコンサルトがよい．

（近藤貴士郎）

7 泌尿器科

　血尿や陰嚢痛など，いかにも泌尿器科という主訴だけでなく，腰痛や下腹部痛などの泌尿器科以外の疾患も想起させる主訴で来院することもある．尿路結石を伴う尿路感染や，精巣捻転が疑われる状況では，すぐに専門科にコンサルトすることが大切である．

● 血 尿

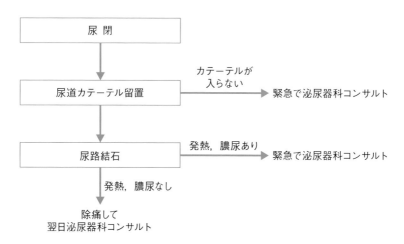

症例

　70歳男性．血尿で開業医に受診して泌尿器科紹介予定となっていたが，夜になり尿意はあるものの尿が出なくなり，下腹部痛に耐えられず受診した．

　血尿が出たと言ってびっくりして受診される方はいますね．

無症候性の肉眼的血尿だと，鑑別疾患としては腫瘍や尿道結石，尿路感染症などありますが，救急処置は不要ですので，翌日受診でよいでしょう．

腰痛や排尿時痛といった症候性の肉眼的血尿で救急に来るような人は，たいがい尿路結石の印象があります．

いずれにしても自尿があればよいですが，尿閉になっている状態では早急に解除する必要がありますね．

血尿でかかりつけがあればよいですが，最近ですと介護施設で在宅医がみていて，急に尿が出なくなって救急病院に相談されるケースも多いように思います．エコーで膀胱内にやや high で，もやもやした信号があります．

救急でやることは，えいやっと尿道カテーテル挿入でいいですよね？

そうですね．とりあえず流してあげて，朝になったら泌尿器科コンサルトでよいでしょう．できれば膀胱洗浄もしておくとよいですね．

尿路結石は痛みが激しいので救急に受診することも多いですね．

私も経験したのですが，あの痛みはなかなか耐えられません．救急に受診する気持ちもわかります．腰痛を訴えてエコーで水腎症があれば片側の尿管結石と診断して早く鎮痛しましょう．

頻度は多くないですが，尿路結石のときに必ず除外しておく疾患があります．大動脈解離，大動脈瘤破裂はエコーで大動脈を一緒にみておく癖をつけたいですね．腎梗塞も尿管結石と同じような症状なので，水腎症がなかったり，心房細動の既往があれば要注意です．尿管結石でも必ずバイタルは測定しましょう．感染を合併していると泌尿器科救急です．

レクチャー

☑ 血尿で凝血塊により詰まった状態を膀胱タンポナーデといい，尿道カテーテル留置して閉塞を解除する必要がある．

☑ 尿道カテーテルがなかなか入らないときは，局所麻酔薬（キシロカイン® ゼリー 20 mL）をあらかじめ注入しておく，または直腸診で前立腺を持ち上げながら挿入する，といった方法がある．それでも入らなければ，泌尿器科コンサルトでよい．

☑ 尿路結石は明け方に発症することが多いため，時間外外来を受診することが多いと思われる．尿検査とエコーができれば診断は容易である．診断ができれば鎮痛して，翌日の泌尿器科コンサルトでよい．

☑ 若年者男性に多い疾患なので，高齢発症で初発といわれた場合は，容易に尿路結石と診断しないこと．

☑ 尿路結石と鑑別が必要なケースには大動脈解離，腹部大動脈瘤破裂，腎梗塞がある．エコーで水腎症とともに大動脈も評価しておきたい．

☑ 特に，心房細動既往にあるケースでは，腎梗塞と間違うことがあり，心電図，採血（LD 高値），造影 CT が手がかりになる．尿路結石のような症状で，エコーで水腎症がなければ必ず疑う．

☑ 尿路結石で問題になるのは，感染を合併している場合である．発熱，膿尿がある場合は結石性腎盂腎炎を考えて，緊急で泌尿器科コンサルトする．

☑ NSAIDs が最も効果があるとされているが，意外と指圧法も効果があり試してみる価値はある．圧痛部を 10 秒程度指圧してぱっと離す，を数回繰り返す．

● 急性陰嚢痛

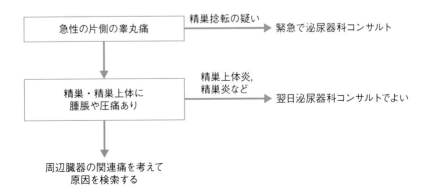

症例

18 歳男性. 就寝中に急に睾丸の痛みを発症. あまりの痛さに親を起こして, 腹痛を主訴に近くの救急病院を受診した.

腹痛と言われれば, 喜んで診察するんだけど, 睾丸が痛いならはじめからそう言ってもらわないと. 泌尿器科のある総合病院に最初から行ってもらえたのに.

子どもからしたら恥ずかしくて言えないんじゃないですか. 逆に腹痛の患者さんは必ず睾丸まで診る必要があるということですね.

精巣捻転は危ないとはわかっていても, 泌尿器科の先生に診てもらうと, これは精巣上体炎だから大丈夫だよ, と言われることもあって診断は難しいなと思います.

精巣が挙上して横を向いているとか精巣挙筋反射の消失とか, エコーで血流の低下など診断に迫る所見はいくつかありますので, そういう所見をとってみてもいいと思います.

鑑別ポイントはあるのですが (**表 3-12**), 診断は専門医に任せたほうがよいと思いますよ. 万が一, 精巣捻転だったとして, コンサルトが遅れたら取り返しがつかないですから.

レクチャー

☑ 急性の片側の陰嚢痛は, 精巣捻転を疑って緊急でコンサルトする. 精巣捻転は 6 時間経過すると不可逆的変化をきたすので, 緊急手術の対象となる.

☑ 幼児, 思春期に多く, 41％で過去に同様の症状がある. 精巣上体炎と紛らわしいが, 鑑別は専門医に任せたほうがよい.

☑ 急性陰嚢痛の原因としては, 精巣捻転の他に, 精巣上体炎や精巣垂捻転, 精巣炎などがあるが, 精巣捻転以外では緊急処置は不要である.

表3-12　精巣捻転と精巣上体炎の違い

	精巣捻転	精巣上体炎
発症年齢	幼児と思春期（18歳以下）に多い	平均25歳，小児ではまれ
発 症	突 然	ゆっくり
尿路感染	少ない	75%で先行
発 熱	少ない	38℃以上
局所所見	精巣挙上，精索に腫脹圧痛	精巣上体に圧痛

☑ 患側の精巣が挙上して横を向いている，精巣挙筋反射の消失が特徴とされる．

☑ エコーで精巣周囲の血流低下がみられれば診断可能だが，わかりにくいことも多く，エコー所見だけで否定しない．

☑ 下腹痛といって来院することがある．特に小児の場合は，恥ずかしがって陰部を見せようとしないので，必ず下着まで脱がせて診察する．

☑ 睾丸の痛みをきたすものに，鼠径ヘルニア，フルニエ壊疽，腹部大動脈瘤破裂，虫垂炎，尿路結石などがある．精巣，精巣上体に異常がなく，痛みだけの場合には周辺臓器の関連痛を考える．

（近藤貴士郎）

8 眼 科

　眼の症状が出ると誰しも不安になるものである．救急外来にも眼の訴えで来院する患者は少なくないが，緊急でコンサルトすべき疾患は限られるので，それらを見逃さないようにしたい．逆にいえば，それ以外の疾患は一般的な外来でも対応可能である．地域の眼科救急体制を把握しておくことが望ましい．

● 眼が痛い

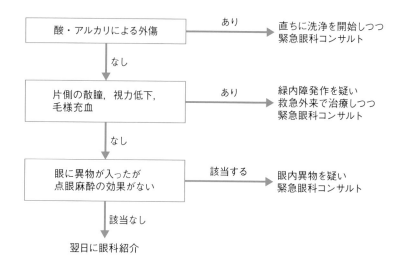

```
┌─────────────────────┐  あり    直ちに洗浄を開始しつつ
│ 酸・アルカリによる外傷   │ ───→   緊急眼科コンサルト
└─────────────────────┘
         │ なし
         ↓
┌─────────────────────┐  あり    緑内障発作を疑い
│ 片側の散瞳，視力低下，   │ ───→   救急外来で治療しつつ
│ 毛様充血             │         緊急眼科コンサルト
└─────────────────────┘
         │ なし
         ↓
┌─────────────────────┐  該当する  眼内異物を疑い
│ 眼に異物が入ったが      │ ───→    緊急眼科コンサルト
│ 点眼麻酔の効果がない    │
└─────────────────────┘
         │ 該当なし
         ↓
    翌日に眼科紹介
```

> **症例**
> 60歳女性．夕方になり，急に右眼の奥の痛みと嘔気があり受診した．

眼の症状はとにかく眼科にかかってほしいです．

116

でも，眼科で夜に救急やってるところって少ないし，ましてやすぐに眼科の専門医に診てもらえるところなんてほとんどないですからね．診療所でも初期対応はできますから，一度診てみましょうよ．

外傷による眼痛なら受傷機転からだいたい鑑別できるので，あとは緑内障発作を見逃さないかどうかですね．

角膜は痛覚が発達していてちょっとしたことで痛みを感じてしまいます．「ごろごろ，ちくちくした感じ」が多いです．目視できれば表面麻酔をして異物を取り，眼軟膏を処方して翌日の眼科受診でよいです．

もし痛みが治まらず，異物を取りきれていないときはどうすればいいですか？

表面麻酔の効果がないときや，ハンマーで石を叩くなどの小さなものが勢いよく飛んでくるような状況だったときは，眼内異物を疑ってCTを撮ります．

緑内障を鑑別するには，眼圧測定しないと診断できませんよね？

確かにそうですが，眼の所見では散瞳して充血があることや，軽く圧迫すると健側より硬く感じること，ペンライトを横から当てることでも眼圧が上がっていることを推定できます．最近は，簡便な眼圧測定器もあるので，救急外来においておくと便利ですね．

うちの病院でも買ってもらうようにお願いしてみます．

レクチャー

☑ 眼痛の訴えでは，アルカリ外傷と急性緑内障発作は失明の危険があるので見逃さない．片側の眼痛を訴える患者では必ず鑑別する．アルカリ外傷は受傷機転

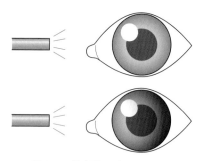

図 3-9　緑内障のペンライト法
上：正常では虹彩全体に光が届く
下：患側では内側に影ができる

から診断は容易だが，緑内障発作は虹彩周囲の充血（毛様充血）や片側の散瞳が
手がかりになる．

☑ 酸外傷よりもアルカリ外傷のほうが危険である．じわじわと浸潤していくため，
直ちに洗浄を始めないと失明する危険がある．洗浄を始めつつ緊急でコンサル
トする．

☑ 眼の洗浄は点滴セットでできる．オキシブプロカイン（ベノキシール®）点眼で
眼痛をとって十分に開眼させておき，点滴セットを組み立てて，目の横に貼り
付けて流しっぱなしにする．pH<7.5 になるまで最低 2 L 程度の生理食塩水が
必要になる．pH は，尿試験紙の pH 部分を丸く切り取って下眼瞼に当てること
で簡易的に測定できる．

☑ 角膜異物も強い眼痛を起こす．異物を目視できればオキシブプロカイン（ベノキ
シール®）点眼で表面麻酔をしたうえで，綿棒などでこすって取るのを試みても
よい．眼軟膏を処方して，翌日に必ず眼科コンサルトする．表面麻酔でも痛み
がとれない場合や受傷機転から角膜穿孔を疑う場合は，眼球内異物を疑い細か
いスライスで CT を撮影し，緊急で眼科コンサルトする．

☑ 緑内障発作は，瞳孔が散瞳する夕方から夜にかけて起きやすい．これは通常の
眼科外来が終わっている時間であり，患者は救急外来を受診することがある．

☑ 眼痛という訴えでなくても，頭痛や嘔気という症状で受診することがある．

☑ 眼圧測定はトノペン AVIA（アールイーメディカル）やアイケア（エムイーテクニ
カ）などの簡便な測定機器があるとよいが，測定機器がなくても眼球を軽く圧迫
すると硬く感じたり，ペンライトを眼球の外側から真横に当てて虹彩に影がで
きることで眼圧が高いことを推測できる（図 3-9）．

☑ 緑内障発作を疑えば，直ちに眼科コンサルトし，転院までに以下の治療を行う.

> アセタゾラミド (ダイアモックス®) 500 mg 静注，マンニトール 1〜3 g/kg を 30 分以上かけて投与し，眼圧を低下させる. また，点眼薬では縮瞳のためのピロカルピン点眼で縮瞳させ，β遮断薬点眼 (チモプトール® など) で房水産生を抑制する. 疼痛や嘔気が強い場合は，NSAIDs やメトクロプラミド (プリンペラン®) などで対症療法を行う.

● 眼が赤い

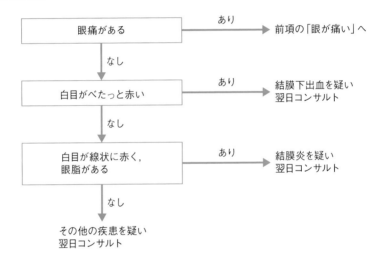

症例

45 歳女性. 入浴時に鏡を見たところ，右眼の白目部分が真っ赤になっているのに気づき，あわてて受診した.

 急に眼が赤くなったら患者さんはびっくりしますよ. 見ためも怖いし.

眼が赤いだけでは医学的に緊急性はないんですが，患者さんにとってはそんなことわかりませんよね.

何か重い病気じゃないかと不安になりますよね.

症例のような結膜下出血のケースでは,説明が大事です.ちゃんと説明しないと,なかなか治らないといって文句を言われてしまいますよ.あとは,流行性角結膜炎を疑うときは,感染予防の観点から説明することが大事です.

 眼が赤いだけでは緊急でコンサルトしないといけないようなケースはまずないけど,説明が大事ということですね.

レクチャー

☑ 「眼が赤い」という訴えでは,白目が血でにじんだようにべたっと赤くなる出血と,線状に赤くなる充血を区別する.

☑ 結膜下出血は誘因がわからないこともあるが,外傷歴や抗凝固薬,出血性疾患を確認する必要がある.両側性の場合は血液学的原因の検索を考慮する.

☑ 結膜下出血は患者の不安が強いため説明が重要である.出血は 2～3 日程度は持続し,10～14 日程度で吸収される.

☑ 充血は血管が拡張した状態で,感染や炎症を示す.眼脂がある充血では結膜炎を考える.アデノウイルスによる結膜炎（流行性角結膜炎）は感染力が強く注意が必要である.

☑ 流行性角結膜炎は,多量の眼脂があり異物感が強く,耳前リンパ節腫脹があれば疑う.涙液にウイルスが存在しているので,付着した手袋などは適切に処理して,付着した場所はアルコールで清拭する.アデノウイルス抗原検出キットがあれば診断に役立つ.抗菌薬点眼を処方して,翌日以降の受診を指示する.家庭内で感染防止の指導もする必要がある.

● 眼が見えにくい

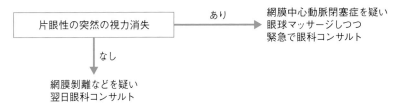

| 片眼性の突然の視力消失 | → あり | 網膜中心動脈閉塞症を疑い
眼球マッサージしつつ
緊急で眼科コンサルト |

↓ なし

網膜剥離などを疑い
翌日眼科コンサルト

▌症例

60 歳男性．1 時間ほど前，パソコンで仕事中に急に画面の右側が見えにくいと感じた．特に痛みはないが，右眼がほとんど見えなくなり受診した．

 「眼が見えにくい」という訴えでも，「光も感じないのかどうか」「視野全体なのか部分的なのか」は，はっきり聴いておいたほうがいいですよね？

 そのとおりです．あとは症状が進行しているのか，変動はあるのかも知りたいところです．

 「光も感じない」となると網膜中心動脈閉塞症とか網膜剥離，それから視神経症などとの鑑別が必要になりますか？

 網膜中心動脈閉塞症は代表的な眼科救急ですね．眼球マッサージしながらすぐに眼科にコンサルトです．でもこれは症状が進行性ですよね．全く光を感じない症状が一過性だと，いわゆる一過性黒内障を考えて TIA を考える必要があります．

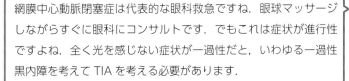

 視野の部分的に光を感じない場合は網膜剥離だと思いますが，これもすぐに眼科コンサルトでいいですか？

 網膜中心動脈閉塞症ほど急がなくてもよくて，朝になったら眼科紹介でよいでしょう．

そういえば，眼が見えにくくなる救急疾患は痛みがないですね．

だから患者さんも気づかずに，病院を受診するのが遅れることも あるんですよ．

レクチャー

☑ 網膜中心動脈閉塞症は片側の急速な視力低下があるが，無痛性なので本人は自覚していないこともある．必ず片側の眼を手で隠してもらい，確認しながら診察する．

☑ 網膜中心動脈閉塞症を疑う場合，眼球マッサージを行いつつ緊急でコンサルトする．マッサージは 5 秒ずつ眼球圧迫，解除を繰り返して眼圧を変動させることにより塞栓を流し出す．眼球圧迫することにより迷走神経反射を起こして徐脈になることもあり，モニターすることが望ましい．紙袋を口に当てて呼吸することで CO_2 分圧を上げ，網膜血流改善を図る．ただし，いずれもエビデンスは確立していない．

☑ 網膜剥離は，飛蚊症や光視症が初発症状としてみられることがあり，剥離部分の視野欠損がみられる．コンサルトは翌日でよい．

（近藤貴士郎）

9 皮 疹

　皮疹ならば皮膚科に，と言ってしまいそうだが，夜間や休日では皮膚科がやってい
ないことがほとんどで，救急外来に患者は少なからずやってくる．専門外であったと
しても，緊急で介入したほうがよい病態の特徴をおさえつつ，診療を進めていく．

皮疹の対応

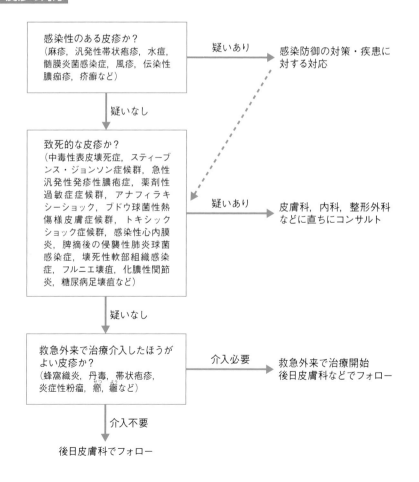

▌症例

37 歳女性．発熱とともに咽頭痛，鼻汁を認め，市販の総合感冒薬を内服したところ，4 時間後に腹部や背部に紅斑が出現したとのことで来院した．

昨日の夜に診た患者さん，よくわからなかったんですよね．危なくなさそうだったので，いったん帰宅してもらい，今日の皮膚科を受診してもらうことにしました．正直，皮膚は皮膚科へ行ってほしいです．

ほとんどの皮膚の問題は，確かに皮膚科医の領域ですよね．皮膚科領域が得意な救急医も少ないだろうけど，救急外来で対応が必要なものはありますよね．

前に教えてもらった鉄則ですよね．「わからない病態に出会ったら，まずは致死的なものから除外する」です．中毒性表皮壊死症／スティーブンス・ジョンソン症候群は除外しなければいけないと思って皮膚をちゃんとみましたが，粘膜疹はありませんでした．全身状態は良かったので，危ない状態ではないと思いました．

救急外来での最低限は「病名がわからずとも致死的な病態を除外する」だけど，それよりも先に「感染性のある病態を除外する」を考える必要があります．感染性のものだと，自分や他のスタッフ，さらには，待合室などで他の患者さんにも感染するおそれがありますから，一番最初に考えなければいけませんね．

確かにそうですね．感染性のある皮疹といえば…麻疹ですか？ ときどき流行していますよね．大丈夫かなぁ，昨晩は普通に接触しちゃったけど…．熱から間もなく発生した皮疹で，二峰性の経過ではなかったので麻疹の可能性は低いですよね．それに，粘膜疹をみるときに口腔内もみましたけど，コプリック斑はなかったと思います．よかったぁ．

確かに麻疹ではなさそうですね．皮疹はどうでした？

圧迫して消退したから紅斑で，ほとんどは腹部や背部に現れていて，10 mm 大くらいでした．写真を撮って記録に残しているので見てください．

（写真を見たあとに）やはり麻疹に典型的な癒合傾向のある小紅斑の皮疹ではないですね．記載する努力も重要だけど，写真で残すのもいいですね．スマートフォンなどの普及率も高いので，患者さん自身に写真を撮って記録を残してもらう手もありますよ．
ところで，感染性がある皮疹は麻疹だけではないけど，みんなは自分の抗体価を把握していますか？

このあいだ，通知が来ていました．まだ，開けていないけど…．

自分とともに患者さんを守る意味でも，自分の抗体価を確認しておきましょうね．さて，感染性の除外，致死的な疾患の除外が済んでも，それで終わりではありません．翌日の皮膚科受診ではなく，救急外来で治療介入してあげたほうがよい疾患もありますよね．

例えば，帯状疱疹ですね．帯状疱疹は抗ウイルス薬が遅れると神経痛が難治性になりやすいですから．

皮疹を主訴にした患者さんが来たら，感染性の判断，致死的な疾患の判断，救急外来で治療開始したほうがよい疾患の判断という考え方の流れで診療をしますが，これは皮疹以外でも救急外来一般に応用できますね．

レクチャー

☑ 皮疹の分布，性状，時間経過での変化に留意して診察，記録を残すことが重要である．画像で記録を残せる場合はそれも積極的に併用する．また，外来で

フォローアップする場合には，その間の変化についてスマートフォンなどを用いて患者自身に皮疹の写真を撮ってもらうのも有用である．

☑ 皮疹に瘙痒感や痛みなどの症状を伴うか，発熱や感染徴候などの全身性の随伴症状がないかも確認する．

☑ 既往歴（特に免疫抑制をきたす疾患や膠原病）や内服薬の確認は必須である．発熱を伴う皮疹では，海外渡航歴や性交渉歴の確認も重要である．

☑ 感染性のある皮疹，致死的な皮疹，救急外来で治療介入したほうがよい皮疹の順に，鑑別・除外していく．

☑ 感染性のある皮疹は第一に除外したい．現在の診察環境（診察室や待合場所，医療者の防護具など）で，診療が継続可能かどうかの判断を迅速に行う必要がある．空気感染をする麻疹，汎発性帯状疱疹/水痘，他者へのさらなる感染が危惧される，あるいは感染した際に損害が大きくなりうる髄膜炎菌感染症，風疹，伝染性膿痂疹，疥癬（特にノルウェー疥癬）などは，特に注意を払いたい．

☑ 特に救急外来に関わる医療者（医師のみならずメディカルスタッフも）は麻疹，風疹，水痘など各種抗体価をあらかじめ確認しておき，抗体価がなければ，ワクチンの再接種などで十分な対応をしておきたい．

☑ 致死的な皮疹では皮膚科領域，内科領域，整形外科領域に大まかに分けられる．

☑ 皮膚科領域では，中毒性表皮壊死症/スティーブンス・ジョンソン症候群，薬剤性過敏症症候群（drug-induced hypersensitivity syndrome：DIHS），急性汎発性発疹性膿疱症（acute generalized exanthematous pustulosis：AGEP）に，特に注意が必要である．粘膜疹/皮膚粘膜移行部の皮疹の有無，採血（肝障害，好酸球増多など），リンパ節腫大の確認，特に腋窩などで目立つ膿疱症などの確認，被疑薬の即時の中断とともに直ちに入院設備のある皮膚科を受診させる．夜間休日であれば当番医へ転送する．

☑ 内科領域では，アナフィラキシー（ショック）が最も速やかな対応を要する．アドレナリンを中心とした対応とともに，経過観察目的の入院が必要となる．その他，前述の感染性のある皮疹（疥癬を除く）に加えて，ブドウ球菌性熱傷様皮膚症候群，トキシックショック症候群，感染性心内膜炎，脾摘後の侵襲性肺炎球菌感染症などに注意が必要で，可及的速やかな対応を要する．

☑ 整形外科領域では，壊死性軟部組織感染症（necrotizing soft tissue infection：NSTI），フルニエ壊疽，化膿性関節炎，糖尿病足壊疽などに注意が必要である．これらが疑われれば局所の造影 CT を撮影のうえ，整形外科などの外科的な介入が可能な科に直ちに評価/対応を依頼する．

☑ 壊死性軟部組織感染症（NSTI）の鑑別は，蜂窩織炎，皮下膿瘍などである．局所の皮膚軟部組織感染の徴候（熱感，発赤，浮腫）とともに全身性の炎症所見（発熱，循環動態の不安定）を認めたら，まずは疑う必要がある．さらに，強い痛み（皮膚所見の範囲外でも），急速な皮疹の拡大，皮膚の菲薄化・変色・悪臭を伴う浸出液があれば壊死性軟部組織感染症として，造影CT，整形外科などの外科的介入が可能な科に直ちに評価/対応を依頼する．

☑ NSTIの皮疹の拡大は外来滞在中にも観察できる速度で起こることがあり，最初の段階で皮疹にマーキングし，診察中に拡大がないかを観察するとよい．

☑ NSTIの診断補助にLRINECスコアがある[1]．当初の発表時は陽性的中率92％，陰性的中率96％とされていた[1]が，その後の追試を含めると，感度68.2％，特異度84.8％[2]との報告もある．特に感度が低いためLRINECスコアだけで除外するのは危険である．NSTIの致死率や診断の遅れ・外科的介入の遅れが致死率を悪化させることから，疑わしきはコンサルトせざるを得ないだろう．ただし，救急側が強く疑っており実際にLRINECスコアが陽性である場合，コンサルト先へのプレゼンに根拠を持たせる意味では有用かもしれない．

☑ 救急外来で治療介入したほうがよい皮疹には，蜂窩織炎，丹毒，帯状疱疹，炎症性粉瘤・癤・癰などがある．これらは原則的には救急外来で治療介入開始後，後日適切な診療科でのフォローアップ外来の受診でよい．

☑ これらが除外されたあとなら救急外来で診断がつかなくても，後日の皮膚科の受診でよい．

☑ 蕁麻疹，重症度の低い薬疹，特定不能のウイルス性感染に伴う中毒疹など，きわめて多彩な疾患がこれらに含まれると考えられる．

☑ 対症療法は試してみる価値はあるが，ステロイドの全身投与や外用は，経過が不良で生検が必要になった際の診断を困難にすることが予想されるため，診断に自信がない状態での使用は極力回避したい．抗ヒスタミン薬の内服や外用は生検結果に影響を与えることは少なく，最初に用いる薬剤として使いやすい．

（佐藤　祐）

● 引用文献 ●

1) Barie PS : The laboratory risk indicator for necrotizing fasciitis (LRINEC) score : useful tool or paralysis by analysis ? Crit Care Med, 32 (7) : 1618-1619, 2004.
2) Fernando SM, Tran A, Cheng W, et al. : Necrotizing Soft Tissue Infection : Diagnostic Accuracy of Physical Examination, Imaging, and LRINEC Score : A Systematic Review and Meta-Analysis. Ann Surg, 269 (1) : 58-65, 2019.

10 ショック

ショックといえば血圧低下だが，血圧低下した状態はすでにショックが進んでしまった状態と認識すべきで，血圧が低下する前に，冷汗や頻脈などの症状や身体所見から早期に認識することが重要である．

● ショックの初期対応

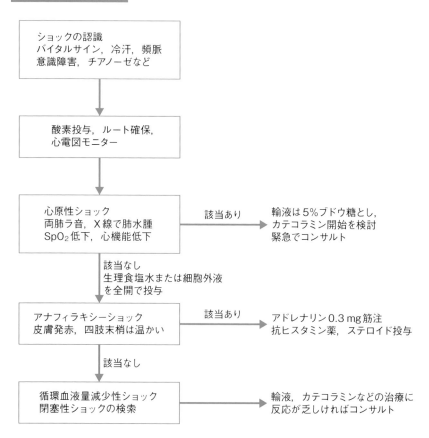

症例

50歳男性. 3日前から黒色便があり，今朝から立ちくらみがするので受診. 来院時，心拍数 120 回/分，血圧 110/70 mmHg，SpO$_2$ 98％（室内気），RR 16 であった.

この患者さん，血圧低下がみられないのにショックなんですか？

血圧が低下するほどのショックだと，はじめから大きな病院に搬送されるのでしょうが，歩いてくる患者さんにもときどきショックの人はいますね.

どのように判断したらいいんでしょうか？

まずショックの徴候を認識することは，すべての患者さんにおいて共通です. この人も収縮期血圧は 110 mmHg とそれなりにありますが，頻脈があるのでショックといえます. 血圧だけ注目しているとショックの認識が遅れてしまいます.

ショックだとわかると焦ってしまいます.

やることを決めておくといいです. 輸液と酸素とモニターをつないで，心電図とポータブル胸部X線と心エコーをやる. まずはとにかく心原性かどうかを確認する. 心原性でなければ輸液を全開にして反応をみる，という感じです.

心原性だったら，すぐに循環器科にコンサルトですね！

診療所だと，点滴中とか待合室で急に意識を失って，血圧低下で徐脈ということを経験します. 冷汗があって，たいていは血管迷走神経反射なんですけどね.

ショックだと普通は交感神経が緊張するので頻脈になるんですが，徐脈は特殊な病態として認識したほうがいいですね．徐脈だ！循環器科コンサルト！とは限らないのが難しいです．

レクチャー

☑ 「ショック＝血圧が下がること」ではない．臓器に十分な酸素が供給されないことをいう．したがって，血圧が下がっているということはショックの進行を意味する．血圧が下がる前にショックの認識をすることが重要である．

☑ ショックを早期に認識するには，交感神経緊張の所見を探す．末梢の冷感や頻脈はすぐにわかることである．脳に酸素が供給されなければ，意識障害や嘔気の症状が出る．

☑ 高齢者では，ショックであってもバイタルに変化が出ないことがある．β遮断薬やカルシウム拮抗薬を内服していると頻脈にならないことがある．身体所見が重要である．

☑ ショックであれば交感神経の刺激で頻脈になるが，徐脈でショックであれば特殊な状況を考える．ほとんどは血管迷走神経反射であるが，反射を起こす誘因がはっきりしなければ**表 3-13**のような病態が鑑別になる．

☑ ショックの分類は 4 種類ある．心原性，血管分布異常性，循環血液量減少性，閉塞性に分けられる（**表 3-14**）．

☑ ショックといえば大量輸液が原則だが，心原性ショックの場合は輸液で病状が悪化するため，まずは心原性ショックを探す．心疾患の既往歴，喘鳴，頸静脈怒張，浮腫などで心原性ショックを疑ったら，胸部 X 線で心拡大や肺水腫の有無，心エコーで左室収縮能や，下大静脈（IVC）の径や呼吸性変動の有無を探す．エコーでは細かい計測はいらないので，だいたいの収縮の程度がわかればよい．他の原因であれば，生理食塩水やリンゲル液を大量に投与する．

☑ 心原性ショックでは，早めにカテコラミンの投与を考慮するが，出血や脱水での循環血液量減少性ショックでは，すでに末梢血管は収縮しているので，はじめからカテコラミンは投与しない．まずは十分な輸液が重要である．

☑ ショックの原因がわからないことも多い．敗血症は救急外来では除外できないので，血液培養はとっておくことが望ましい．また，原因が 1 つとは限らないので，1 つ見つけたからといって安心しない．

表3-13　徐脈でショックの場合の鑑別

・血管迷走神経反射
・低体温
・低酸素血症
・高カリウム血症
・薬剤性
・脊髄損傷

表3-14　ショックの分類

心原性	急性心筋梗塞，大動脈解離，弁膜症，不整脈
血管分布異常性	アナフィラキシー，敗血症，神経原性ショック
循環血液量減少性	出血（消化管出血，大動脈瘤破裂，肝癌破裂，異所性妊娠，外傷など），脱水
閉塞性	心タンポナーデ，肺塞栓症，緊張性気胸

☑ 心原性ショック，閉塞性ショックであれば直ちにコンサルトする．脱水や血管迷走神経反射によるショックで，輸液1L程度で改善すれば翌日コンサルトでよいだろう．

（近藤貴士郎）

11 発熱

発熱で救急受診する患者は非常に多く，その原因も多領域にわたるため，苦手意識のある人や過度に単純化した対応に慣れてしまっている人もいるかもしれない．重症度の判断，熱源精査の原則を守りながら診療にあたろう．

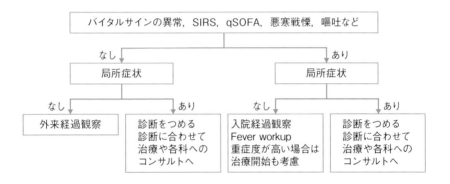

発熱で来た救急患者の重症度

症例

82歳男性．発熱と食思不振で来院した．誤嚥性肺炎の治療歴あり．

 この患者さんの場合，咳と喀痰の増加，診察での右背側の聴診でラ音を聴取し，胸部X線でも小さな浸潤影がみられます．過去の誤嚥性肺炎の治療歴から，今回も肺炎の診断で間違いなさそうです．

 そうですね．発熱の原因は教科書的には感染症，膠原病，腫瘍なわけですが，救急では急性経過であることの多い感染症が圧倒的に多いです．この症例は呼吸器症状も伴っていますし，肺炎の診断でよさそうですね．どのような方針にしますか？

まずまず元気そうで，食思不振も軽度ですので外来で抗菌薬の内服治療にしようと思っています．肺の陰影も小さいし体温も 37℃台で，白血球は 10,500/μL，CRP 5 mg/dL だし，あまり重症ではないと思います．

熱，白血球や CRP の値で重症度を判断しないほうがいいですよ．

ではどのように判断するんですか？

まず，熱については，高齢者では微熱でもしっかりとした細菌感染症を起こしていることはよくあります．進行すると低体温になってしまう場合もありますね．白血球も，下部消化管穿孔の進行した状態で播種性血管内凝固症候群 (disseminated intravascular coagulation：DIC) の状態となり，逆に血球減少に至っている場面をみたことはありませんか？ ということは，その間の状態では正常範囲に入っている段階もあるということです．CRP については早期には上昇しないし，病勢やピーク値が重症度と相関するわけでもなく，診断能力を評価した研究でも精度はあまりよくありません．思いがけず極端な高値を見つけて救われることがあるのは否定しませんが，CRP に頼ってはいけない，重視し過ぎてはいけないというのが妥当なところだと思います．

いったい何を頼りにしたらいいんですか？

肺炎の重症度診断には PSI，CURB65 などがありますが，これは各論に譲ります．酸素需要があるかどうかや，経口摂取が可能かどうかも重要な要素になるかもしれませんね．それとは別に，一般的に感染症患者さんの重症度というのは，どのように捉えますか？

全身状態が元気なら外来で行けるんじゃないでしょうか．ある程度，経口摂取もできていれば安全だと思います．

全身の印象も大事ですが…，感染症が悪化するとどういう状態になりますか？

…敗血症ってことですか？

そうです．敗血症の状態にある場合は当然重症度が高いといえます．原因検索をしっかり行って速やかに治療につなげる必要がありますし，基本的には入院治療を選択するべきでしょう．

重症な感染症が敗血症ってことですよね？

敗血症には定義があります．判断には全身性炎症反応症候群（systemic inflammatory response syndrome：SIRS）や，quick SOFA（sequential [sepsis-related] organ failure assessment）を使用すべきです．また，嘔吐などの胃腸炎様症状を伴っている場合も要注意です．さらに，菌血症の可能性の判断には悪寒戦慄の有無も重要です．

悪寒戦慄を伴う発熱が重症そうだっていうのは何となくわかりますが，それ以外に症状や所見がはっきりしない場合には次に何をしたらいいのでしょうか？

その場合は血液培養を採取して経過観察入院として，症状の顕在化や血培の陽性化を待ってみるのがよいでしょう．病状が切迫している場合は，ひとまず頻度の高い尿路感染症などを狙ってセフトリアキソンで治療を開始することもあります．

そんなうやむやな判断でいいのですか？

不明確な状態に対して「経過をしっかりみる」という判断を下すのも，立派な方針決定ですよ．

レクチャー

☑ 基本事項として，発熱の程度，白血球数の高低，CRP の高低で判断してはいけない．

☑ 高齢者は微熱程度のこともある．また低体温の原因として，敗血症の頻度は 3〜4 割と比較的高い．

☑ 白血球は重症例では低下することも多く，経過の途中であれば正常値であっても油断できない (30,000/μL から 1,500/μL に低下する途中には 5,000/μL 程度になるときがあるはずである)．

☑ CRP は上昇に時間がかかるので，明らかな敗血症性ショックでも 1 mg/dL 以下のことはよくあるし，ウイルス感染症でも感染症以外でも上昇する．

☑ ただし，3 つのうちのどれかが高度に異常であれば，他の要素がよくても，高度な炎症病態が存在するものとして慎重に対応するべきではある (つまり，CRP を当てにした診療は厳に慎むべきなのは当然だが，いくら当てにならないといっても，CRP が 20 mg/dL や 30 mg/dL ある患者は，他の要素が悪くなくても安易に軽症と判断しないほうが無難ではある)．

☑ 悪寒戦慄，嘔吐や経口摂取減少，体温以外のバイタルサインの変化 (意識レベルの低下，頻呼吸，頻脈，低血圧) などには注意を払うべきで，敗血症の可能性があり入院経過観察や暫定診断による治療開始を検討する．

☑ 高齢者の意識障害では敗血症の頻度は高い (13.3〜44.5%)．

☑ 血液ガス所見で代謝性アシドーシスに加えて，代償を上回る呼吸性アルカローシスのパターンは敗血症でよくみられる．

☑ 病歴聴取や身体所見によって異常が明らかでないときでも，上記のような徴候があれば入院を検討する．

☑ Fever workup (血液培養 2 セット，尿検査と尿培養，胸部 X 線写真と喀痰培養) を行っておく．

☑ 解熱薬はアセトアミノフェンの十分量投与が第一選択である．NSAIDs も使用してよいが，併用禁忌や副作用リスクなどを考慮すべきである．

☑ 外来治療とするとき，抗菌薬の反応は 72 時間程度で再評価されるべきであるため，再診のタイミングもよく検討すること．ただし，抗菌薬は必要とする疾患に限って処方するべきであり，不要な抗菌薬投与を控えることは医学的にも社会的にも重要である．

どうやって熱源を探すか

症例

68歳女性．発熱と嘔吐を主訴に来院した．

患者さんは，吐いたらある程度すっきりしたみたいで，今は熱と倦怠感があるだけで，特別目立った症状はないようです．バイタルもまずまず安定していますし，感冒や非特異的な一過性の発熱として帰宅させていいでしょうか？

自覚症状がないからといって，現時点で局在診断が不可能と考えるのは早計かもしれません．問診で各部位の異常を聞き取っていく Review of systems，身体診察で全身のスクリーニング診察を行うことで，本人が気づいていなかった症状が見つかることはしばしばあります．一般的な細菌感染症は15種類（**表 3-15**）に分類されますので，それぞれの症状所見がないかを確認することで，手がかりがつかめるかもしれません．

救急外来で，発熱の患者さんに対して，常に詳細な身体所見をすべて取り切ることは時間的にも難しそうですが…．

そうですね．でも，熱源が絞れない場合や重症感がある場合には，積極的に探しに行くことは重要です．この症例ではなぜだか急に嘔吐していますね．発熱に嘔吐まで伴っている点は，やや重症であることを示唆します．

この患者さんを改めて診察したところ，靴下を脱がせてみると足部に発赤があり，蜂窩織炎の診断となりました．本人は何となく足が痛いとは思っていたようですが，熱と関係があるとは思っていなかったようです．

表 3-15　一般的な細菌感染症

・髄膜炎	・腹腔内感染症（上下部消化管穿孔，胆嚢炎，胆管炎，虫垂炎，憩室炎）
・中耳炎	
・副鼻腔炎	・尿路感染症
・扁桃炎	・前立腺炎
・肺炎	・骨盤内炎症性疾患
・心内膜炎	・肛門周囲膿瘍
・カテーテル関連血流感染症	・皮膚軟部組織感染症
・腸管内感染症	・化膿性関節炎・脊椎骨髄炎

レクチャー

☑ 15 種類の細菌感染症を想起して鑑別する．救急の場で，全員に詳細な病歴や身体所見を取り切ることは時間的にも困難だが，熱源を不明のままにしたり，見逃している熱源の対応が遅れたりすると痛い目をみることになる．症状のスクリーニング問診と一般身体診察は欠かせない．

☑ 頻度の高い肺炎，尿路感染，蜂窩織炎，胆管炎は抑えておきたい．肺炎，尿路感染は頻度が高い分非典型例も多い．胆管炎は思ったほど局所症状が強くなく，血液検査で胆道系酵素の上昇が判明して焦ることがある．靴下を脱がし忘れて蜂窩織炎を見逃したり，背中の観察を省いて仙骨部褥瘡感染を見逃したりしないようにする．

●危険な感染症は

症例

76 歳女性．30 年近く前に胃癌で胃全摘の既往がある．数日前から残尿感があり，今朝から急に 40℃の発熱，全身の筋肉痛，強い倦怠感で動けなくなり救急要請があった．

この患者さんですが，身体所見では肋骨脊柱角（CVA）叩打痛はありませんが，尿検査で膿尿があったため腎盂腎炎でしょうか？

それだけで腎盂腎炎と診断するのはやや早計ですが，それよりやけにバイタルが悪いですね．

心拍数 (HR) 130 回/分，血圧 (BP) 90/40 mmHg…．確かにほぼショックですね．来院時はそれほどでもなかったんですが，早く内科に入院あげてもらいましょうか？

まずはこの場で急速輸液をしましょう！（エコーを当てながら）水腎症はなさそうなので，閉塞した腎盂腎炎ではなさそうですね．胃癌のときの術式はどうだったんでしょうか？

だいぶ前のことなので細かいことはわかりません．何か関係ありますか？

エコーでは脾臓が見えませんね．30 年前だと肺炎球菌ワクチンも投与していないと考えられます．脾臓摘出後重症感染症 (overwhelming postsplenectomy infection：OPSI) の可能性もありますし，輸液への反応も悪いので集中治療部門をコールしましょう！

レクチャー

☑ 担癌患者，化学療法中，移植後，免疫抑制剤投与中，糖尿病，血液疾患，心臓・肺・肝・腎の基礎疾患，アルコール依存，脾摘は，感染症重症化のリスクが高いので慎重な判断が求められる．外来で経過をみるかどうか，入院するかどうか，治療を開始するかどうかなど一段上げて考えてもよい．

☑ 閉塞起点のある感染症は，閉塞を解除しないと治療が困難であるケースが多い．急性閉塞性化膿性胆管炎は，緊急内視鏡的逆行性胆管膵管造影 (endoscopic retrograde cholangiopancreatography：ERCP)，閉塞性腎盂腎炎は尿路変更を速やかに行わないと急速に悪化する可能性がある．

☑ 細菌性髄膜炎は，内科緊急疾患として各国でガイドラインが作成されている．標準的なアプローチはおさえておきたい．

☑ 悪性腫瘍化学療法中などの発熱性好中球減少症も要注意である．緑膿菌菌血症を伴うと特に重症である．

☑ 発熱と皮疹を生じる疾患には重症疾患が多い．重症感染症（Vibrio vulnificus 感染症，脾摘後重症感染症，髄膜炎菌感染症，Clostridium 菌血症，Toxic shock syndrome，感染性心内膜炎，リケッチア感染症，麻疹），重症薬疹〔急性汎発性発疹性膿疱症（AGEP），DRESS/DIHS，SJS/TEN〕が代表的である．

☑ 特に注意すべき生命に危機が及ぶような感染症に加えて，感覚器や四肢に不可逆的な障害が及ぶ感染症も考慮する．眼窩蜂窩織炎，悪性外耳道炎，破壊性副鼻腔炎，硬膜外膿瘍，壊死性筋膜炎などが重要である．

☑ 海外渡航歴のある患者では，マラリアの可能性を常に念頭に置く．渡航先と潜伏期と現地での行動リスクを考慮して輸入感染症の種類を想定するが，特に熱帯熱マラリアは死亡率が高いので，しっかりと否定する必要がある．

● 細菌感染症以外の発熱で危険なもの

症例

35 歳男性．昨日からの発熱と倦怠感で受診した．

この患者さんは，全身の診察をしてもあまり熱源を特定できるような局在症状がありません．汗をかいているので，これから解熱してくるのかもしれません．感染症で発熱している印象ではありませんね．

確かに局所症状を伴っていないし，悪寒戦慄と胃腸炎様症状もないので，細菌感染症らしさは乏しいかもしれませんね．少し病歴を確認しましょう．統合失調症で精神科通院中，数日前から拒薬があったようですね．抗精神病薬の増減をきっかけに悪性症候群を発症することがあるので，筋強剛の有無の診察や採血で CK を測定しましょう．

レクチャー

☑ 細菌感染症以外では，ウイルス性感染症，高体温症も救急受診の可能性は十分にある．

☑ 頻度の高いものとしては，もちろんウイルス性の急性上気道炎 (感冒，インフルエンザ)，急性気管支炎，急性胃腸炎があるが，これらは自然治癒するものであり，むしろ安易に飛びつかないほうが安全な診断である．

☑ 他に，伝染性単核症，急性 HIV 感染症，麻疹や風疹，セロトニン症候群や悪性症候群，熱中症，甲状腺機能亢進症なども救急受診する可能性のある疾患として重要である．

（九鬼隆家）

12 失 神

　失神は問診が大事なため，病歴をしっかり取ることから始める．また，主訴が
"失神"なのか，"意識障害"なのかを見極め，失神の場合は，安易に血管迷走神経
反射性失神と決めつけないことが大切である．高齢者の初発の失神には注意を要
し，典型的な心電図変化を見逃さないことが重要である．

● 失神の救急外来アプローチ

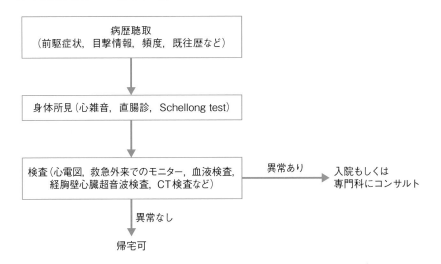

病歴聴取
（前駆症状，目撃情報，頻度，既往歴など）

身体所見（心雑音，直腸診，Schellong test）

検査（心電図，救急外来でのモニター，血液検査，
経胸壁心臓超音波検査，CT検査など）

異常あり → 入院もしくは
専門科にコンサルト

異常なし

帰宅可

症例1

70歳女性．自宅で突然倒れ，夫が救急要請して搬送された．バイタルサイ
ンは意識清明，体温36.6℃，脈拍100回/分，血圧130/80 mmHg,
SpO₂ 93%（室内気）であった．

高齢者の失神ですね．

失神は問診が大事です．まずは病歴をしっかり聴取するところからです．

何をしているときに倒れたか，どのくらいの時間だったのか，その後意識はどうなったのか，本人はもちろん，そばにいた人の話も重要だと思います．

そもそも"失神"なのかということですね．失神の定義は「一過性の意識消失の結果，姿勢が保持できなくなり，かつ，自然に，完全に意識の回復がみられること」といわれています．つまり，長く意識消失したり，意識がなかなか改善したりしない場合は失神ではないということです．

長く意識消失しているということは"意識障害"という主訴になりますよね．意識がなかなか改善しない場合は，意識障害の鑑別を進めていく必要がありますので，患者さんとご家族に詳しく話を聞くと，朝から自宅で家事をしていて，洗濯物を取り込んでいるときに突然，目の前が暗くなったそうです．バタンと音がしたので夫が駆けつけると，廊下に倒れていて呼びかけても反応がなく救急車を呼んだとのことです．救急隊が到着したときには意識が戻り，話もできる状態でしたが，気分が悪く苦しいと言っていたようで，過去に同様のエピソードはないようです．
病歴からは失神でいいと思います．高齢者の初発の失神はかなり注意深く診療を進めていく必要があると思います．

救急外来に来る失神患者で一番多いのは血管迷走神経反射性失神といわれていますが，致死的な疾患を見逃さないことが失神の鑑別の中で最も重要です．失神の原因については，**表 3-16** のような疾患があげられます．

表 3-16　失神の原因

失神の原因疾患		%
神経調節性失神	血管迷走神経性失神	18
	状況失神	5
	頸動脈洞症候群	1
精神疾患		2
起立性低血圧		8
薬剤性		3
神経疾患		10
心原性失神	心疾患	4
	不整脈	14
原因不明		34

今回の症例では失神前に長時間立位や排便後，疼痛や恐怖などのエピソードはなく，血管迷走神経反射性失神としては非典型的です．また，排尿後や排便後，咳嗽後に失神する状況失神も考えにくいですね．

既往歴や内服歴，家族歴などはどうでしょうか？

既往歴は高血圧と脂質異常症，過去に入院歴はなく，内服薬は 20 年前から飲んでいてアムロジピンのみです．突然死や不整脈の家族歴はありませんでした．家族歴は QT 延長症候群や Brugada 症候群の可能性もあるため問診で聴いておくのが大切ですよね．

さて，身体診察ですが，ここでは Schellong test について説明しておきます．聞いたことはありますか？

あります，起立性低血圧の診断の際に用います．Tilt test と比べて簡便なので，救急外来診療では有用だと思っています．

そうですね．やり方は，臥位で 10 分間安静にしたあとに立位となり，その後 2 分ごとに血圧と脈拍を測定します．救急外来の場合，簡易 Schellong test として 5 分間の安静後に測定する場合もあります．起立性低血圧の診断基準は「起立 3 分以内に収縮期血圧が 20 mmHg 以上低下するか，または収縮期血圧の絶対値が 90 mmHg 未満に低下，あるいは拡張期血圧の 10 mmHg 以上の低下が認められる」とされています．起立性低血圧の診断には立位 5 分間が推奨されていますが，約 3 分の起立で起立性血圧の 90 ％が診断可能といわれています．

Schellong test で気をつけないといけないことは，陽性であった場合に循環血漿量低下による低血圧である可能性があることですよね．

そのとおりです．Hb の低下がないような急性出血の場合も Schellong test 陽性となる場合があります．

直腸診で出血や黒色便はなく，Schellong test は陰性でした．出血や貧血，脱水もなさそうで，起立性低血圧も否定的ですね．患者さんにもう少し話を聞いてみたところ，1 週間程前からたまに息苦しいときがあったそうです．今日も気を失って倒れる前にとても苦しかったと言っていました．

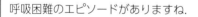

呼吸困難のエピソードがありますね．

そういえば，来院時の SpO_2 は 93 ％でしたが，呼吸数は 20 回/分と頻呼吸でした．脈拍は少し速いですね．

心電図検査はどうでしょうか？

心拍数 100 bpm，洞調律です．洞性頻脈だと思います (図 3-10)．

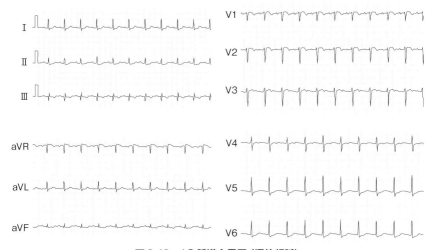

図 3-10　12 誘導心電図（洞性頻脈）

血液検査の結果では Hb の低下はなく，D-dimer 8.5 μg/mL なので，造影 CT 検査を行いましょう．

（検査後）造影 CT 検査では主肺動脈に造影欠損があり，経胸壁心臓超音波検査では D-shape を認めました．

急性肺血栓塞栓症（Pulmonary Embolism：PE）の診断で，循環器内科への入院を依頼しましょう．

PE だとは思いませんでした．呼吸困難の病歴を早めに取れたらよかったです．

症例2

75 歳男性．朝，飼い犬の散歩中に道で突然倒れた．通行人が救急要請し，搬送された．本人は「突然気が遠くなるような感じがした」と言っており，1 ヵ月前にも自宅で荷物の整理をしているときに気を失ったことがあったとのこと．少し風邪気味だったからと，医療機関の受診はしなかった．バイタルサインは意識清明，体温 36.6℃，脈拍 60 回/分，血圧 150/90 mmHg，SpO₂ 98％（室内気）であった．

既往歴は糖尿病と前立腺肥大症，5 年前に肺炎で入院歴が 1 回あり，突然死や不整脈の家族歴はなかった．市の健診は毎年受けており，不整脈があるといわれていた．

 何の不整脈といわれたのかはわかりませんが，今日の 12 誘導心電図検査では頻脈や徐脈もなく，右脚ブロックだけでした（図 3-11）．洞調律で洞不全症候群などもなさそうです．

 右脚ブロック以外の所見は何もないですか？ もう一度よく見直してみましょう．

 うーん，洞調律だし，ST レベルの変化などもありませんよ．

 PQ 時間はどうですか？

 あ，0.2 sec を超えています！ I 度房室ブロックがありますね．

 そうですね．もう一つ，拾わなくてはいけない所見があります．

 I 度房室ブロック，ⅡⅢaVF 誘導での深い S 波と著明な左軸偏位があって，右脚ブロック…あ！ 3 枝ブロックですね．

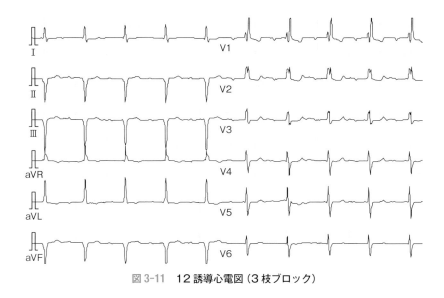

図 3-11　12 誘導心電図（3 枝ブロック）

> そのとおり！ この人の心電図所見は 3 枝ブロックです．3 枝ブ
> ロックはすべての枝の伝導が遮断され，完全房室ブロックに移行
> しうるので詳しい評価が必要です．循環器内科にコンサルトして，
> ペースメーカーの適応かどうかを精査してもらいましょう．

レクチャー

☑ 主訴が"失神"なのか"意識障害"なのかを病歴から判断する．

☑ Schellong test が陽性であったとき，循環血漿量が低下している可能性を忘れ
ない．

☑ 肺血栓塞栓症 (PE) の症状は，呼吸困難や胸痛だけでなく，失神であることもし
ばしばある．

☑ 見落としがちな心電図の所見として，2 枝ブロックや 3 枝ブロックがある．

（岡部はるか，三ツ橋佑哉）

● **参考文献** ●

1）日本循環器学会ほか：循環器病の診断と治療に関するガイドライン（2011 度合同研究班報告）─ 失神の診断・治療ガイドライン（2012 年改訂版）. 〈j-circ.or.jp/guideline/pdf/JCS2012_inoue_h. pdf〉(cited 2019, Oct 23)

2）Brignole M, Moya A, de Lange FJ, et al.：2018 ESC Guidelines for the diagnosis and management of syncope. Eur Heart J, 39 (21)：1883-1948, 2018.

3）Kapoor WN：Syncope. N Engl J Med, 343 (25)：1856-1862, 2000.

4）Winker R, Prager W, Haider A, et al.：Schellong test in orthostatic dysregulation：a comparison with tilt-table testing. Wien Klin Wochenschr, 117 (1-2)：36-41, 2005.

5）本間 覚，山口 巖：急性肺血栓塞栓症の心電図とその経過. 心電図，22 (1)：31-37，2002.

13 腹 痛

　腹部には多くの臓器があり鑑別疾患が多くあることから，腹痛患者の中には原因疾患を診断するのが難しい例もある．無理に診断をつけようとせず，出血性疾患や消化管穿孔など，緊急性の高いものを除外できるかどうかの視点が大切である．

● 腹痛の初期対応

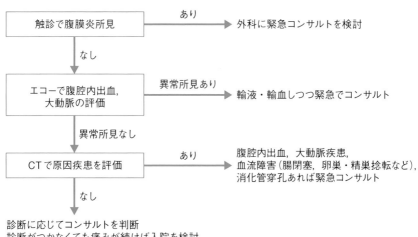

診断に応じてコンサルトを判断
診断がつかなくても痛みが続けば入院を検討

| 症例

　60 歳男性．6 時間前より急に腹痛を発症．その後から嘔気もある．下痢はない．腹部正中の激しい痛みが持続するため受診した．

 腹部の持続痛とか，局所的に圧痛があればすぐに CT を撮ってしまいたくなります．

最近は CT ですぐ原因がわかってしまうけど，やはりお腹を触った感触は大事ですね．筋強直や筋性防御があれば腹膜炎を疑って，すぐに外科コンサルトでよいと思います．

筋強直のほうが腹膜炎の診断に有用ということは聞いたことがありますが，筋性防御と区別が難しいことがありますよね．

筋強直は患者さんがコントロールできないので，患者さんと会話してリラックスさせながら腹部を軽く触ってみて，それでも硬ければ筋強直でしょう．まずは腹部の触診ですが，硬くなくても腹痛が強ければ血管性疾患に注意です．大動脈解離や大動脈瘤破裂，上腸間膜動脈閉塞症などです．

単純 CT だけだと見逃しそう….

腹膜炎を疑う患者さんや，血管系リスクのある患者さん，また心房細動など血栓リスクのある患者さんでは造影 CT の適応でしょう．エコーで大動脈解離や大動脈瘤，腹腔内のエコーフリースペースを見ることも有用です．エコーは簡便なので，まず行いたいですね．

患者さんが痛みで苦しんでいると，早く痛みをとってあげたいのですが，そうするとコンサルトして外科の先生に来てもらったときに，患者さんの痛みや腹部所見が乏しくなってしまうので，鎮痛せずに外科の先生にも痛みの様子をわかってもらったほうがよいのでしょうか….

自分が研修医の頃は，外科の上級医がみるまでは鎮痛するな！なんて言われてましたが，いまは CT でよくわかりますし，鎮痛しても診断には影響しないといわれているので鎮痛しても大丈夫ですよ．何よりも患者さんがかわいそうですから．

レクチャー

☑ まず腹部の診察で触診は必須である．硬ければ腹膜炎を疑うが，硬くなくても安心はできない．筋強直のほうが筋性防御よりも腹膜炎の診断に特異的である[1]．

☑ 腹痛の鑑別は多岐にわたるが，緊急性の高いものから考える．出血性疾患，血流障害をきたす疾患（上腸間膜動脈閉塞症，絞扼性イレウス，卵巣・精巣捻転など），消化管穿孔の順に考えていく．これらは原則，すぐにコンサルトが必要である．

☑ まずは最も緊急性の高い出血系疾患を考える．大動脈瘤破裂，大動脈解離，肝細胞癌破裂などがそれにあたる．中年以降で血管リスクのある患者，痛みが強いわりに腹部所見に乏しい患者，鎮痛薬の効果が乏しい患者では必ず除外すべきである．エコーがあれば大動脈と腹腔内エコーフリースペースをまず観察しておきたい．腹痛の原因が不明なため，経過観察で入院させる場合はこれらを必ず除外しておくこと．

☑ 出血性の緊急性のある腹痛としては，肝臓癌破裂，異所性妊娠破裂などがある．肝腫瘤歴や肝炎・肝硬変歴のある患者や，妊娠可能年齢の女性では必ず鑑別する．

☑ Af 既往のある患者で持続的な腹痛をきたしている場合，上腸間膜動脈閉塞症は必ず鑑別に入れること．造影 CT が必須である．

☑ 腹痛で発症する急性心筋梗塞（acute myocardial infarction：AMI）がある．臍から上の症状では鑑別を忘れない．心電図をとること．

☑ イレウスをみたら，絞扼性でないかどうかと，ヘルニアの有無を評価しておきたい．

☑ 若年患者の下腹部痛では，卵巣捻転，精巣捻転を疑う場合はすぐにコンサルトが必要である．

☑ 救急外来でいくら精査しても，原因不明の腹痛は 1/3 程度存在する．緊急性のある疾患を除外したうえで，経過観察入院が望ましい．

☑ 患者が痛みに耐えられないときは，早めに除痛を図りたい．痛みをとっても診断には影響しないといわれている[2]．

（近藤貴士郎）

● **引用文献** ●

1) Alshehri MY, Ibrahim A, Abuaisha N, et al. : Value of rebound tenderness in acute appendicitis. East Afr Med J, 72 (8) : 504-506, 1995.
2) 急性腹症診療ガイドライン出版委員会 編：急性腹症診療ガイドライン 2015，pp.138-139，医学書院，2015.

14 多愁訴

救急外来では，身体因の特定が困難な多愁訴の患者の受診も多くみられる．救急外来での身体因の十分な評価は困難なことが多い．不適切な対応によるドクターショッピングにつながることもあり，注意が必要である．

● 多愁訴への対応

救急外来：

感染症・貧血・電解質異常や，切迫した希死念慮などの
緊急性の高い器質的疾患・精神疾患の除外

症状に該当する身体診療科の紹介
必要があれば精神科・心療内科への紹介

内科外来：

腫瘍や内分泌疾患などの器質的疾患の除外が進んだ段階で，
身体表現性障害を念頭に，精神科・心療内科に併診依頼

症例

42歳女性．精神科にパニック障害で通院歴がある．6ヵ月前から続くめまいと動悸，および頭痛と倦怠感を主訴に救急外来を受診した．同様の症状で何度か救急外来に受診歴があり，いずれも採血などで異常を認めず，帰宅となっている．

結局どの症状が一番強いのかはっきりしないので，どこから手を付けていいのかわかりません．身体性の病気ではないとは思いますが….

なぜ身体性の病気ではないと思うのですか？

以前から続いていて，かつ症状が多彩だし，精神科の受診歴があることもそれらしく感じます．全身状態も良好ですよ．

確かに，解剖学的に別系統の症状が慢性経過をたどっている場合や，向精神薬に症状が反応した経過があれば機能的疾患らしいといえるでしょう．何かに気を取られていると症状が軽くなることも特徴です[1]．ただ，貧血や，甲状腺・副腎疾患などの内分泌疾患，多発性硬化症などの神経疾患は，全身性の症状をきたすため注意が必要です．感染症や膠原病を踏まえて，炎症反応も併せて評価するとよいでしょう．また，悪性腫瘍も全身性の症状をきたすことがあり，スクリーニングは検討してもよいですが，救急外来での評価は難しいことが多いでしょう．

一般的にこのような多愁訴の患者さんで，器質的な疾患を見逃さないためには何に注意すればよいのでしょうか？

各症状の red flag sign がないか確認することはもちろん重要です．また，特定動作に誘発される症状・解剖学的に関連ある症状では，器質的疾患の可能性が上がるといえます．何度か受診を繰り返している患者さんでも，新規に出現した遷延する症状には注意が必要です[2]．

ただ，それらをしっかり評価するだけでも時間がかかるのに，その後本人に説明するのにもさらに時間がかかるのでイライラしてしまいます．

確かに，多愁訴の患者さんを診察した際には陰性感情が生じがちです．症状をうまく説明できないなどのフラストレーションが，患者さん個人に対する陰性感情に変化してしまうこともよくあります．そのことを自覚せずに診療を続けてしまうと器質的疾患を見逃してしまったり，患者さんの満足度が下がり，ドクターショッピングにつながってしまうことがあります．陰性感情が生じていることを自覚することが重要です．また，あらかじめ時間がかかるものだと覚悟したうえで，診療したほうがよいでしょう．

そうですね．多分器質的な疾患はないだろうと思って診療がおざなりになってしまっていることも多かったように思います．そしたら，患者さんが納得するまで，その場でできる検査はすべてしてしまったほうがいいですかね？

救急外来で患者さんの不安に乗じて不必要な検査を追加しても，偽陽性の可能性のある結果に惑わされて，患者さんの新たな不安のもとになるだけです．救急現場においては，淡々と症状に応じて過不足なく診察・検査を行うことが大事ですよ．

検査のしすぎも逆によくないのですね．ただ，検査で異常がなかった場合，怖い病気はないから大丈夫と伝えても，なかなか納得してくれずに困ることも多いです．

まず患者さんの苦しんでいる症状を否定しないことが重要です．「心因性」「こころの問題」などの言葉は患者自身に原因があると受け止められることもあり，使わないほうがよいでしょう．患者さんは検査が正常だと伝えられても症状の原因がはっきりしないとなかなか納得しません．「重大な疾患があるとは思えません」「そのうち落ち着くと思います」「画像検査では異常はなかったから大丈夫です」などの説明は，患者さんを突き放す印象を与え，ドクターショッピングにつながりかねず，注意が必要です．

救急外来では，現時点では今の症状を説明する異常は見つけられなかったことを正直に伝え，ただ緊急性の高い疾患の可能性は低いとしたうえで，今後の症状に対する支援方法についてしっかりと伝えることが大切です．

支援方法とは具体的にどう勧めればよいでしょうか？ 救急外来でのフォローアップは難しいし，精神科の受診を勧めても納得してくれないことも多いですよね．

精神科への紹介は，タイミングを見誤ると患者さんは見捨てられたと感じてしまうことがあります[3]．また，当初は機能性疾患と評価された患者さんが，のちに何らかの器質的疾患と判明することもよくあることなので，少なくとも救急外来では器質的疾患を否定することは危険です．

救急外来では，感染症や電解質異常，貧血などの緊急性の高い疾患を除外したうえで，症状に該当する身体診療科，あるいは，かかりつけ医に紹介するにとどめるほうがよいということですね．

身体表現性障害として精神科に紹介する場合でも，身体診療科へのアクセスを残しておくことが重要になります[4]．ただ，身体表現性障害に加えて，うつ病や不安症などの感情障害では身体症状が全面に出現することがあります．病歴から抑うつ症状や特定の状況での症状出現などが明らかであれば，当初から精神科への紹介を検討してもよいでしょう．うつ病であれば PHQ-2，PHQ-9，不安症であれば GAD-7 などの簡易なスクリーニング法はおさえておいたほうがよいと思います．ただし，救急外来ではそこまでのスクリーニングをする時間がないことも多いため，切迫する希死念慮などがなければ，以後の評価は身体診療科にお願いすることも許容されうるのではないでしょうか．

レクチャー

☑ 多愁訴診療の際には陰性感情が出現しやすいことを自覚し，意識して丁寧な診察が必要となる．

☑ 貧血や内分泌・代謝疾患，神経疾患，リウマチ・膠原病疾患は全身性の症状をきたすことがある．

☑ Red flag sign や新規症状の出現，解剖学的・生理学的に説明可能な場合には，器質的な疾患の可能性が上がる．同様の症状の反復，何かに気を取られているときには症状が軽快する，向精神薬が有効であった病歴がある場合には器質的疾患の可能性は下がるが，救急外来での器質的疾患の除外は困難である．

☑ 患者の症状を否定しないこと．症状に対する具体的な説明は救急外来の現場ではできないことが多い．

☑ 今後の症状についての相談場所を明確にすること．身体診療科へのアクセスを閉ざさない．

☑ うつ病や不安障害などの感情障害の簡易なスクリーニング法として，PHQ-2，PHQ-9，GAD-7，MAPSO などを必要に応じて行う．感情障害が疑われた場合，希死念慮の確認は最低限必要である．

（保浦修裕，綿貫　聡）

● 引用文献 ●

1) 児玉知之：心因性愁訴を極める―ジェネラリストのための実践的 10 症例，日本医事新報社，2015.

2) Christopher Burton 原著，竹本 毅 翻訳：不定愁訴の ABC，日経 BP 社，2013.

3) 加藤 温 監修，國松淳和：内科で診る不定愁訴―診断マトリックスでよくわかる不定愁訴のミカタ，中山書店，2014.

4) Croicu C, Chwastiak L, Katon W：Approach to the patient with multiple somatic symptoms. Med Clin North Am, 98 (5)：1079-1095, 2014.

15 精神変容

　救急外来では，精神疾患を併存した患者の受診も多い．精神症状の修飾のせいで，内科疾患を見逃さないようにしたい．真の力量を問われるセッティングだと考えよう．

● 精神変容

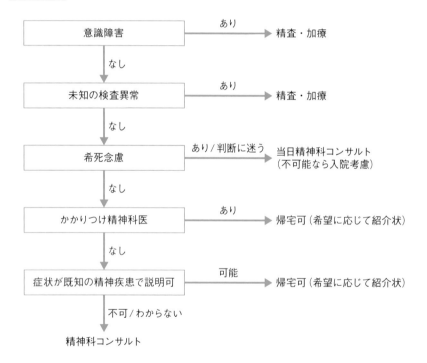

症例

72 歳女性. もともとの認知機能は改訂 長谷川式簡易知能評価スケール (HDS-R) 22 点で, 半年前にかかりつけ医から「認知症予備群」と言われた. おとといから急に怒りっぽくなり, 今朝未明から大声でわめいて同居の長男を叩いたとのことで長男と来院した.

いま入院してもらった方, 認知症の BPSD だと思っていたら, 緊急検査室から電話がかかってきてびっくりしました. 70 代で, CRP 20 mg/L 叩き出せるってすごくないですか?

CRP の絶対値はあまり参考にしてほしくないですが…. 感染症だったんですか?

そうなんです. 実は, 怒りっぽくなって長男を叩いたという前情報を聞いて, あまり身体診察をしませんでした. 今思えば, 肩で呼吸していたし, 長男も「穏やかないつもの母とは違う」と言っていたのに…. 収縮期血圧も 190 mmHg くらいあり, 肺炎球菌性肺炎契機の心不全でした.

症状がパッとしない身体疾患による「せん妄」は難しいですよね. せん妄は, 意外と知られていませんが, 「軽微な意識障害」なんですよね.

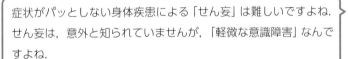

せん妄は, 「日内変動を伴う意識障害」に近いですよね. 感染症だとわかってみたら, 「意識障害あり」「呼吸数 24 回/分 (>20)」なので, quick SOFA (qSOFA) でも 2 項目を満たしていました.

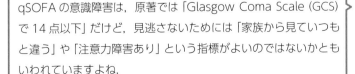

qSOFA の意識障害は, 原著では「Glasgow Coma Scale (GCS) で 14 点以下」だけど, 見逃さないためには「家族から見ていつもと違う」や「注意力障害あり」という指標がよいのではないかともいわれていますよね.

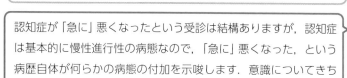

意識障害があるかどうかを適切に判断するのは難しいですね.

認知症が「急に」悪くなったという受診は結構ありますが,認知症は基本的に慢性進行性の病態なので,「急に」悪くなった,という病歴自体が何らかの病態の付加を示唆します.意識についてきちんと評価する必要がありますよね.

レクチャー

☑ 「軽微な意識障害」をみたら,救急外来ではまず意識障害として取り扱い,AIUEOTIPS（表3-17）を考える.オーバートリアージは時にやむを得ない.

☑ そのためには,「軽微な意識障害かも」と想起するのが重要である.家族や普段みている人が「いつもと違う」というのを大いに参考にする.

☑ 見当識の確認を怠らない（日時→場所→人物,の順に障害されることが多い.一晩中寝られなかった当直明けを考えてみよう.日時があやふやになりませんか）.ある程度の受け答えができるからといって,安易にGCS 15としない.

☑ 注意力障害の評価には,100から1ずつ数え下げる,100 countdownも有用である.90の繰り下がりができない場合,注意力障害が強く疑われる.90までたどり着かない場合は,より重篤である.同伴者にとってもわかりやすい指標である.

表3-17　意識障害の鑑別疾患の覚え方（AIUEOTIPS：アイウエオチップス）

A	Alcoholism, Acidosis	急性アルコール中毒,代謝性アシドーシス
I	Insulin	インスリン（低血糖,糖尿病性ケトアシドーシス）
U	Uremia	尿毒症
E	Endocrine, Encephalopathy/Encephalitis	内分泌疾患（電解質異常,甲状腺疾患など）,脳症/脳炎
O	Oxygen, Opiate	低酸素血症,麻薬
T	Trauma, Temperature, Tumor	外傷,体温異常,脳腫瘍
I	Infection	感染症
P	Psychiatric, Porphyria, Pharmacology	精神疾患,ポルフィリア,薬剤性
S	Syncope, Stroke, SAH, Seizure, Shock	失神,脳卒中,くも膜下出血,てんかん発作,ショック

☑ せん妄は，意識障害の1種である．せん妄状態では，幻覚・妄想・抑うつ・希
死念慮・自傷行為など，いかなる精神症状も出現しうる．

☑ せん妄の原因として，脳機能の予備能が少ない患者の感染症・水分バランスの
異常は高頻度である．Treatable dementia (薬剤性，慢性硬膜下血腫などの頭
蓋内病変，甲状腺機能異常，ビタミン・葉酸欠乏症，高カルシウム血症など) とと
もに，鑑別しよう．

☑ 帰宅可否は，希死念慮の有無，かかりつけ精神科医の有無，精神疾患が既知の
ものかどうか (救急担当医が今後を予測できるか) などを踏まえ総合的に判断する．

● 発作性意識消失・痙攣発作

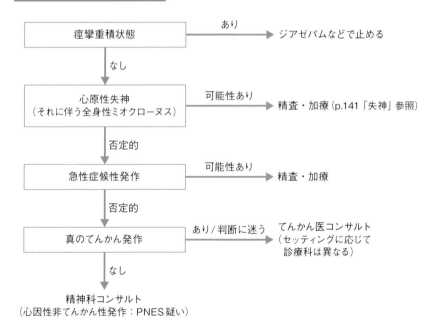

症例

27歳女性．交際相手と別れ話をしているときに過呼吸発作を起こし，意識
がなくなって四肢が痙攣したということで救急搬送された．これが3回目だ
という．

恋愛沙汰って，大変ですよね〜．昨日来た子，意識なくなって痙攣したらしいですよ．本人も彼氏もてんかんじゃないかって心配していました．この前勉強したんですけど，てんかんじゃないですよね？ でも，結局こういうときどうすればいいかわからなくて，冷たくあしらいがちなんですよね．

よく知っているし，自分の対応のクセにも目が向いているなんて，さすがですね！ まず，痙攣（症候：convulsion）とてんかん（病名：epilepsy）の違いがおさえられていますね．痙攣しない，てんかん発作（seizure）もありますよね．最近は，非痙攣性てんかん重積（non-convulsive status epilepticus：NCSE）も有名ですね．確かにこの方は，心因性非てんかん性発作（psychogenic non-epileptic seizure：PNES，ピーエヌイーエス）でしょうね．

あ，そうそう．ピーネス，って発音するなといわれました．それだと，男性器の発音になっちゃうからだって！

そういう豆知識と合わせて覚えたんですね…．まぁ，いいですが…．ごくまれに，心因で誘発される真のてんかん発作もあるし，PNESの診断は他の疾患を丁寧に鑑別することが最重要なので，決めつけないでおきましょう．若年でも，心原性失神はまれにありますからね．

それで，PNESはどうやって対応すればいいんですか？

まず，故意にやっている行為ではないことをおさえましょう．コップから水がこぼれてしまうようなイメージですかね．感情が患者さんのキャパを超えたときに，身体が悲鳴をあげてくれた，と捉えるといいかもしれないですね．「幸い，命に関わる病気ではなさそうです．ただ，今後繰り返さないか心配でしょうし，丁寧に問診と検査をしたほうが安心ですから，よかったら専門の先生を受診しませんか」と提案してみてはどうでしょうか．

患者さんの責任にせず，今後のフォローまで提案することで，良好な治療関係を維持するんですね！

冷たい対応を繰り返せば繰り返すほど，結果的に不適切な救急搬送が増えてしまったりするものですからね．だから，あたたかく対応するのが大切なんですよ．

レクチャー

☑ 発作性の意識消失で，まず除外するべきは，心原性失神・不整脈性疾患である（詳しくは，p.141「失神」参照）．

☑ 次に急性症候性発作（急性脳疾患あるいは身体疾患の急性期に生じる発作）を除外する．広い意味では，甲状腺機能亢進症による不安発作や低血糖発作なども鑑別にあげられるとよい．

☑ 真のてんかん発作であったとしても，重積でなければ"安全に発作を見守る"ことができる．てんかんを疑ったら，できれば発作の一部始終の動画を撮っておくよう伝える．早期に専門医にコンサルトする．

☑ 抗てんかん薬や，向精神薬は，極力，救急外来で新規処方しないほうがよい．処方開始は簡単だが，やめるほうが圧倒的に難しく，下手をすると一生飲み続けることになりかねないからである．

☑ 頻回の救急外来受診は，どうしても医療者の目を曇らせる．なるべく，救急外来を受診しなくてもよいような体制づくりが求められる．そのためには，病状説明のスキルを上げ，常日頃から精神科や関係各科との連携体制をつくることが重要である．

☑ 定期的なフォローアップ体制が確立できると，今までの頻回受診が嘘のようになくなることもある．

● 精神症状が派手で必要な同意が取れないとき

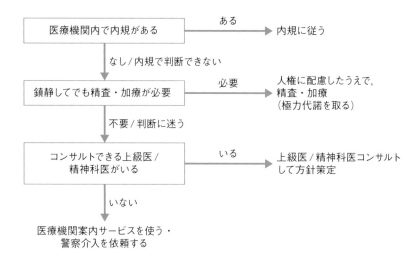

| 症例
52 歳男性. 生活保護ケースワーカーら3人とともに来院. 電気・ガス・水道を止められ,自宅で大声で独語しているのを通報されて,大家さんが途方に暮れてケースワーカーに相談して来院した.

やはり,同意する気のない患者さんの診療って,やらなきゃだめですか? ほっといてもいいですかね…?

その気持ちはわからなくはないですが,先生がやらなかったら困っている状況は打開されませんよね? 先生の目の前には来なくなるかもしれないけど,その先はどうなるか考えてみました?

それはそうなんですが….

担当医に陰性感情を抱かせる患者さんを Difficult Patient といいます．近年では，患者要因のみならず，医師要因や状況因もあるという意味も込めて Difficult Encounters と呼ばれていますね[1]．対応したくないのは，もしかして自分のマネジメントに自信がないことの裏返しじゃないか，って一度は考えてみましょうか．地域で暮らすことを支援するうえで，医療機関の受診というのは二度とないきっかけになるかもしれないので，むげに扱うのはもったいないですよ．

そうはいっても，同意する気がない患者さんに，医療行為を押し売りするのは，それはそれでだめなんじゃないですか？

その視点も重要ですね．なるべく本人の同意を得るように努力するべきだし，「意思決定支援」というのは大切な分野なんですが，かなり発展的な内容になるので，今回は救急外来でのマネジメントに絞って議論しましょう．うちの病院では，精神症状が派手なときには精神科医をいつでもコールして一緒に方針を考えてよいという内規がありますが，多くの医療機関では内規がない場合もありますからね．

結構難しい話なんですね．内規があると，こういうときに便利ですね．

お互いさま，の気持ちで快くコンサルトしあえるといいですよね．例えば，脳出血で暴れまわるとか，精神症状が派手だけど，明らかに身体疾患があって，鎮静してでも精査・加療が必要なときもありますよね．代諾者に同意を取れればいいけど，代諾者がいない場合もありますよね．待てる病態なら院内倫理委員会とか，市区町村の担当者とかを通したいけど，緊急のときもあるだろうから，せめて自分一人で決めずに多くの関係者を巻き込んで決めるのがいいでしょうね．

三人寄れば文殊の知恵っていいますしね.

医療機関内で完結できそうになければ, "医療機関案内サービス" を知っておくといいですよ. 東京都であれば「ひまわり」といいますが, 公的機関に相談しつつ方針を決めるのは, 自分たちを訴訟などから守る意味でもよい戦略ですね. 精神症状が激しすぎて, 自傷・他害のおそれが切迫している場合は, 警察に介入してもらうのも手ですね. 然るべきルート (警察官による精神保健福祉法 23 条通報) で, 受診の手配をしてくれますよ.

そういうルートがあるってことを知っているだけで, 安心感が違いますね.

レクチャー

☑ Difficult Encounters を忙しい救急外来でどう取り扱うかは, 高度な専門性を要する[1]. 最近ではウェブ上に日本語の解説も増えてきているので, 一度調べておくとよい.

☑ 精神症状が派手であることを, 身体疾患を見逃す言い訳にしないようにしたい. 救急外来では, 精神症状のことを「脳が表現している身体症状」として外在化してみてはどうだろうか.

☑ アルコール離脱や摂食障害に伴う精神症状は, 身体疾患としても危機かつ高度な治療が要求され, 十分な配慮が必要である. 本人の同意が取れない場合は極力代諾を得る.

☑ 勤務する医療機関の地域にある "医療機関案内サービス" を把握しておくとよい. ただし, このサービス提供には地域差があり, 名前が異なるばかりか, 不十分な体制であることも少なくない. 社会政策上の検討課題である. 病院に来ない "世に棲む患者" を想像したことがあるだろうか. 地域保健サービスにおける医療の役割を考える契機にしたい.

☑ 誰からも同意が取れないが, 自傷・他害のおそれが切迫している場合, 警察に介入を依頼する. なお, 精神科医が勝手に診察を開始し「自傷・他害のおそれがある」として措置入院に踏み切ることはできず, 家族等の同意がなければ医療保

護入院も要件を満たさない．精神科の入院形態は，厳格に精神保健福祉法で規定されているため，精神科医が入院を強行させられないケースがあることも念頭に置いてもらえるとありがたい．

（田宗秀隆）

● 引用文献 ●

1) Cannarella Lorenzetti R, Jacques CH, Donovan C, et al. : Managing difficult encounters : understanding physician, patient, and situational factors. Am Fam Physician, 87 (6) : 419-425, 2013.

16 めまい

救急外来でめまいを訴えて受診する患者は多い．その中でも緊急疾患をいかにして除外し，頻度の高い末梢性めまいに対して適切に対応するかが重要である．

● めまいの対応

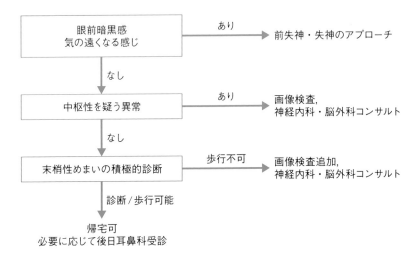

▌症例

72歳女性．高血圧，脂質異常症の既往があり，起床時から出現した強いめまいで救急搬送された．

めまいの患者さんが搬送されてくるみたいです．めまいって点滴しているといつの間にか良くなって，診断がつかなくても帰宅できることも多いですよね．はっきりとしないのでなんとなく苦手です．

確かにめまいは対症療法で良くなる患者さんも多いですが，その中に脳卒中などの緊急疾患が潜んでいます．疾患を思い浮かべながら診療するといいかもしれないです．先生はめまいを診療するときにどのようにアプローチしていますか？

回転性や浮動性など，めまいはどういう感じかを尋ねることが多いです．でも，患者さんによっては毎回違うことをおっしゃったりして，うまくいかず悩んでしまいます．

めまいの性状は再現性も低く[1]，診断に直結させるのは難しいかもしれません．おすすめのアプローチとしては，まず緊急性の高い前失神を疑い病歴聴取をします．消化管出血による起立性低血圧や不整脈などの心疾患の症状をめまいとして訴えていることがあり，その場合，「めまい」ではなく「失神」に準じたアプローチを行う必要があります．

「めまい」と「失神」では，対応が大きく変わってしまいますね．前失神であれば，胸痛や動悸，体位変換時の眼前暗黒感や気の遠くなる感じを確認すればよいでしょうか？

そのとおりです．同時に血圧低下や頻脈などのバイタルサインを確認すると，異常に気づきやすいですね．前失神が疑わしくない場合は，中枢性めまいを疑って病歴聴取と身体診察を行います．

中枢性めまいが疑われる場合は，速やかに画像検査を行う必要がありますね．

これで緊急性の高い疾患のスクリーニングを行ったあと，末梢性めまいのうち頻度の高い疾患を疑って積極的にアプローチします．具体的には良性発作性頭位めまい症（benign paroxysmal positional vertigo：BPPV）と前庭神経炎です．

その 2 つだけでよいのでしょうか？

末梢性めまいのほとんどが BPPV と前庭神経炎であると報告[2] されています．突発性難聴や Ramsay Hunt 症候群，片頭痛性めまいなども末梢性めまいの原因となることがありますが，頻度が低いうえに難聴や皮疹といった特徴的な所見や片頭痛の既往などがみられることが多く，病歴と身体所見を十分に確認できれば見逃す確率は下がるでしょう．

では，どのような所見が BPPV と前庭神経炎に特徴的なのでしょうか？

特に BPPV に関してですが，病歴では持続時間と症状の誘発が鑑別に有用です．身体所見では一般的な神経学的所見に加えて，BPPV を疑う場合は Dix-Hallpike 法を用いて眼振を誘発し，前庭神経炎を疑うときは HINTS を確認します．ちなみに BPPV と前庭神経炎は聴力低下をきたさないので，それがある場合は他の疾患を考えたほうがよいですね．

研修医のときから Dix-Hallpike 法は知っていますが，体勢をいろいろ変えたりして時間もかかりますし，そこまでする意味があるのでしょうか．あと，HINTS について教えてください．

Dix-Hallpike 法で眼振が誘発できれば BPPV の可能性が上がりますし，そのまま BPPV の効果的な治療である Epley 法を行うことができるので積極的に使用したほうがよいと思います．
HINTS とは，ヘッドインパルステスト (Head Impulse Test：HIT)，方向交代性眼振 (Nystagmus)，斜偏位 (test of Skew deviation) の 3 つの身体所見の頭文字です．3 つすべてが陰性であれば中枢性の可能性は低く，症状発症初期では MRI よりも感度が高いと報告[3] されています．

それはすごいですね．診断についてはわかりましたが，治療はどうすればよいでしょうか？

BPPV であれば先述した Epley 法の治療効果が非常に高い[4] です．BPPV は繰り返すことが非常に多く，再発時に自宅でできる体操もあります．

前庭神経炎を含めた，その他の末梢性めまいの急性期に対する薬物治療のエビデンスにはっきりしたものはありません．経験的にジフェンヒドラミンなどの抗ヒスタミン薬やメトクロプラミドなどの制吐薬が用いられ[5]，実際に効果があると思います．

対症療法を行っても症状改善が乏しく，診断もついていない場合は，経過観察入院を検討したほうが安全だと思います．特に歩行不可能であれば体幹失調が疑われるので，脳卒中の可能性は残ります．神経内科・脳外科へのコンサルトや追加の画像検査ができる病院への転院も検討したほうがよいでしょう．

レクチャー

☑ めまい診療は病歴・身体診察で緊急性の高い「前失神」と「中枢性めまい」を除外し，さらに病歴と身体診察を繰り返して頻度の高い末梢性めまいを積極的に診断する．

☑ 前失神では胸痛や動悸，意識消失，体位変換時の眼前暗黒感や気の遠くなる感じ，黒色便や鮮血便，そしてバイタルサインの異常を見逃さずに疑うことが重要である（詳細は p.141「失神」の項も参照）．

☑ 中枢性を疑う問診事項として「突然発症，安静時にも持続，頭痛・頸部痛を伴う，外傷歴，50 歳以上の高齢初発，血管リスクの高い患者」といったレッドフラッグサインがある．身体診察では「四肢の運動・感覚障害，体幹失調，脳幹症状の 4D（嚥下障害：Dysphagia，構音障害：Dysarthria，複視：Diplopia，測定異常：Dysmetria）」を確認する．

☑ BPPV と前庭神経炎を疑う病歴・身体所見を表 3-18 に示す．特に BPPV における安静により 1 分以内の症状改善と，体位変換後の潜時を有した再現を持った症状誘発は特徴的[6]である．また，BPPV は繰り返すことが多く，同様のめまい

表 3-18　BPPV と前庭神経炎を疑う病歴・身体所見

	病 歴		身体所見
	持続時間	症状誘発	眼振
BPPV	安静で 1 分以内に改善	体位変換数秒後から出現 再現性あるが反復で頻度低下	Dix-Hallpike 法で回旋性眼振の誘発
前庭神経炎	安静にしても持続	特になし 一部で上気道炎が先行	一方向性の水平性眼振

を過去に繰り返し経験していることも参考になる.

☑ Dix-Hallpike 法および Epley 法は BPPV の診療に欠かせない手法である (図 3-12). 紙面ではやや煩雑な印象を受けるが,近年ではウェブ上の動画共有サイトにもあり,わかりやすい. BPPV の大半を占める後半規管型にのみ Dix-Hallpike 法の効果があり,水平半規管型では症状誘発に head roll 法を用いるが詳細は成書に譲る.

☑ HINTS (図 3-13) は回転性めまい,眼振,嘔気,頭囲変換困難,歩行障害を伴う急性前庭性めまい (acute vestibular syndrome:AVS) において,感度 100%,特異度 96%で中枢性疾患を検出し,MRI よりも感度が高かったという報告[3]がある. また,HINTS に指こすりでの聴覚評価を加えた HINTS plus では,HINTS で見逃した前下小脳動脈領域の病変も検出できたと報告[7]されており,追加確認することで,低い侵襲性で中枢性を見逃す可能性を下げることができるかもしれない.

☑ 眼振の確認のためには,可能であればフレンツェル眼鏡を使用するほうがよい. 拡大されて検者が眼振を確認しやすいこともあるが,被検者の固視努力がなくなるためである. フレンツェル眼鏡がない場合は,眼振確認の際にペンライトや指先を使用した注視ではなく自動運動により確認するとよい.

☑ BPPV に対する Epley 法は,NNT が 3 と非常に効果的であるとメタアナリシスでも示されている[8]. そのため Dix-Hallpike 法で眼振が誘発され BPPV が疑わしい場合には,関節リウマチによる環軸亜脱臼などの禁忌がない場合以外,診断的治療という意味も含め積極的に Epley 法を行う.

☑ 一方で急性期の薬剤に関しては系統立った臨床研究が行われておらず,臨床的に有用と考えられる抗ヒスタミン薬や制吐薬,ベンゾジアゼピン系薬が使用されている[5]. 薬剤使用により眠気や集中力の低下がみられることがあるので,投与後の運転や危険作業には注意するよう説明する.

(樋口直史)

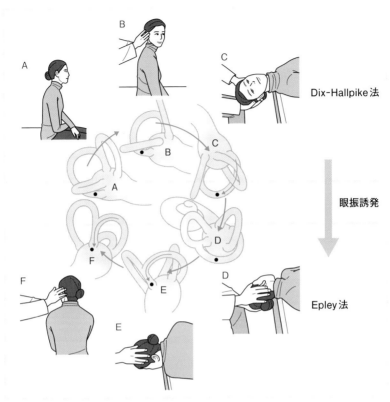

Dix-Hallpike法

眼振誘発

Epley法

図 3-12　右後半型 BPPV に対する Dix-Hallpike 法および Epley 法
（Kim JS, et al.：N Engl J Med, 370（12）：1138-1147, 2014 より改変）

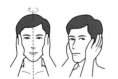

正常もしくは中枢性パターン
素早く頭部を回旋させても
目は正面を向いたままである

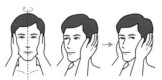

末梢性パターン
素早く頭部を回旋させると
目は一度離れて正面を向く

a. Head Impulse Test

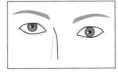

b. Test of Skew deviation

・Head Impulse Test：末梢性パターン
・Nystagmus type：一方向性眼振（＋）で交代性や垂直性眼振（－）→　中枢性である確率は低い
・Test of Skew deviation：斜偏位（－）　　　　　　　　　　　　　感度 100%, 特異度 96%

図 3-13　HINTS

● **引用文献** ●

1) Newman-Toker DE, Cannon LM, Stofferahn ME, et al. : Imprecision in patient reports of dizziness symptom quality : a cross-sectional study conducted in an acute care setting. Mayo Clin Proc, 82 (11) : 1329-1340, 2007.

2) Kroenke K, Hoffman RM, Einstadter D, et al. : How common are various causes of dizziness? A critical review. South Med J, 93 (2) : 160-167, 2000.

3) Kattah JC, Talkad AV, Wang DZ, et al. : HINTS to diagnose stroke in the acute vestibular syndrome : three-step bedside oculomotor examination more sensitive than early MRI diffusion-weighted imaging. Stroke, 40 (11) : 3504-3510, 2009.

4) Gordon CR, Gadoth N : Repeated vs single physical maneuver in benign paroxysmal positional vertigo. Acta Neurol Scand, 110 (3) : 166-169, 2004.

5) Furman JM, Barton JS : Treatment of vertigo ; SYMPTOMATIC TREATMENT. UpToDate. 〈https://www.uptodate.com〉(Accessed on January 06, 2019)

6) von Brevern M, Radtke A, Lezius F, et al. : Epidemiology of benign paroxysmal positional vertigo : a population based study. J Neurol Neurosurg Psychiatry, 78 (7) : 710-715, 2007.

7) Saber Tehrani AS, Kattah JC, Mantokoudis G, et al. : Small strokes causing severe vertigo : frequency of false-negative MRIs and nonlacunar mechanisms. Neurology, 83 (2) : 169-173, 2014.

8) Hilton MP, Pinder DK : The Epley (Canalith Repositioning) Manoeuvre for Benign Paroxysmal Positional Vertigo. Cochrane Database Syst Rev, (12), CD003162, 2014.

17 一過性脳虚血発作（TIA）

　一時的に手足がしびれた，呂律が回らなくなったなどの訴えで，救急外来を受診する患者は多い．ここでは，どのような患者を一過性脳虚血発作（transient cerebral ischemic attack：TIA）と診断し，画像検査や専門医への相談を行うべきなのか検討していく．

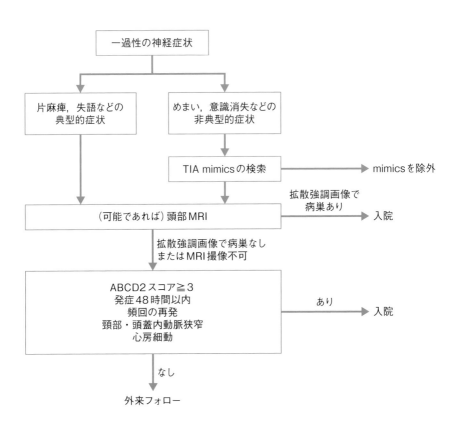

● 典型的な TIA 症状への対応

▌症例

56 歳男性. 高血圧, 喫煙歴あり. 食事中に突然右手の力が抜け, 持っていた箸を落としてしまった. その後, 右口角からお茶がこぼれ, うまく飲み込めなくなった. 椅子から立って移動しようとしたら, 右下肢の力が抜けて動けなかった. 症状は 1 時間半ほど持続したが, 救急外来受診時には消失していた.

一過性の顔面を含む右片麻痺ですね. 典型的な TIA の症状ではないでしょうか.

脳卒中重症度評価スケール (NIHSS) 0 点. 歩行も問題ありません. もう症状はなくなっていますね. 現時点で頭部 MRI は必要でしょうか?

まず, TIA の定義を確認してみましょう. 最近まで日本では, TIA は「24 時間以内に消失する脳または網膜の虚血による一過性の局所神経症状で, 画像上の梗塞巣は問わない[1]」と定義されていました. つまり, 症状の持続時間 (24 時間以内) によって診断され, 頭部 MRI 拡散強調画像 (DWI) で症状に一致した部位に虚血性変化を認めるときは, "DWI 陽性の TIA" としていたのですね.

ただ, 海外では, "TIA は画像上の虚血性変化を伴わないもの" とされています. AHA/ASA (2009) では「局所の脳, 脊髄, 網膜の虚血により生じる一過性神経学的機能障害で, 画像上脳梗塞巣を伴っていないもの[2]」, 最新の ICD-11 (2018) でも「関連病巣に画像上急性虚血性変化を認めず, 症状は 24 時間以内に完全に回復する[3]」とされています. これを受けて, 日本脳卒中学会でも 2019 年 10 月, TIA の定義を「局所脳または網膜の虚血に起因する神経機能障害の一過性のエピソードであり, 急性梗塞の所見がないもの. 神経障害のエピソードは, 長くとも 24 時間以内に消失すること」と変更しました.

なるほど，症状が一過性で改善していても，MRI で虚血巣がみられることがあるのですね．

DWI での新規脳梗塞所見は，短期間での梗塞再発リスクを 2〜15 倍に増加させ[2]，MRA での血管閉塞所見は，短期間での脳梗塞再発リスクを 4 倍増加させるといわれています[4]．やはり症状が改善していても，典型的な TIA の経過であればリスク評価の観点から頭部 MRI が必須といえるでしょう．

患者さんが「明日仕事があるから早く帰りたい」と言っていますが，現在症状がない，画像上の虚血所見もない場合，入院させる必要はあるのでしょうか？

TIA 発症後 90 日以内に脳卒中を発症する危険度は 15〜20％[5]，そのうち約半数は TIA 発症後 48 時間以内に発症したといわれています[6]．

TIA 発作後 2 日間が特に脳梗塞発症の高リスクということですね．

ABCD2 スコア[7]はどうでしょうか？

来院時の血圧が 160/96 mmHg，それから片麻痺の症状と，持続時間が 60 分以上で，計 5 点です．中リスク群ということになりますね．入院して経過観察をしたほうがよさそうです．

TIA 発症平均 1 日後に治療を受けた場合，90 日以内の大きな脳卒中発症率が 2.1％となり，平均 20 日後に治療を受けた場合に比べて 80％軽減され，入院期間の短縮や入院経費の削減，さらに 6 ヵ月後の後遺症の軽減につながるとされています[8]．早期に介入することが重要ですね．

患者さん，帰ると言ってききませんよ．管理職で，仕事は休めないようです．

TIA は症状が自然に完全に回復するので，患者さん自身が病識に欠けていることがよくあります．近日中に半身麻痺や失語といった，重大な後遺症を残す脳梗塞を再発するおそれがあるということを，きちんと伝えておく必要があります．それでもなお入院を希望されない患者さんについては，必ず外来でのフォローが必要です．今日はひとまず抗血小板薬を処方するなどして，次回外来までは運転をしないように伝えましょう．

それから，禁煙は必須ですね．

では，アスピリン 100 mg/日を処方して，2 日後に外来で症状の経過をフォローしておきます．

レクチャー

☑ 脳または網膜の一過性の虚血によって，24 時間以内に消失する局所神経症状をきたすことを，一過性脳虚血発作 (transient cerebral ischemic attack：TIA) という．

☑ 典型的な TIA 症状 (一過性の片麻痺や半身のしびれ，失語症，一過性黒内障) で受診した患者は，早期の頭部 MRI での評価が必要である．

☑ TIA のリスク評価の手段として，ABCD2 スコアがあるが (**表 3-19**)，入院適応を判断する絶対の基準にはならない．

☑ TIA 発作後早期は特に脳梗塞の発症リスクが高く，基本的には入院して経過観察することが望ましい．入院を希望しない患者には，きちんとリスクを説明し理解してもらうべきである．

表 3-19　ABCD2 スコア

A	Age（年齢）≧60 歳〔1 点〕
B	Blood Pressure（血圧）　収縮期≧140 and/or 90 mmHg≧拡張期〔1 点〕
C	Clinical feature（臨床像）　片麻痺〔2 点〕，麻痺を伴わない言語障害〔1 点〕
D	Diabetes（糖尿病）〔1 点〕
D	Duration of symptoms（持続時間）　10〜59 分〔1 点〕，≧60 分〔2 点〕

※ TIA 後 48 時間以内の脳梗塞発症リスクは 0〜3 点で 1.0 %，4〜5 点で 4.1 %，
　6〜7 点で 8.1 %.

（Johnston SC, et al.：Lancet, 369（9558）：283-292, 2007）

● 非典型的な TIA 症状への対応

▌症例

> 80 歳女性．会話中に突然呂律が回らなくなったことに同居家族が気づいた．
> 症状は 30 分持続して自然に改善した．

救急外来ではすでに，ご家族からみても普段どおりの話し方なんです．麻痺もなかったみたいだし，少しうとうとしていただけなんじゃないですか？

確かに今は何も症状がありませんね．ただし，ご家族のみている前で「突然」発症している点が気になります．何か既往症はありますか？

高血圧，糖尿病で内服加療中のようです．動脈硬化のリスクは高そうですね．

症状が一過性の構音障害のみの場合，あまり積極的に TIA を疑わない，と聞いたことがあります．

確かに，以前は "単独では TIA とみなされない症状" として扱われていました（**表 3-20**）[9]．しかし，MRI 画像の進歩によって，構音障害だけの症状でも，DWI で新規梗塞巣を認める例があることがわかってきました．

この患者さんは，高齢で，動脈硬化リスクも高く，突然発症であるということから，頭部 MRI 検査と神経内科への相談をしたほうがよさそうですね．

以前から困っていたのですが，単肢のみの麻痺や片側指先のしびれでも，TIA を疑うべきなのですか？

片側上肢の麻痺で中心前回に[10]，構音障害のみで大脳皮質や放線冠に[11] 梗塞巣がみられたという報告が複数あります．尺骨神経麻痺様の症状でも油断はできません[12]．

一過性のめまいのみで発症した椎骨脳底動脈系の虚血の例もありますね[13]．

そうすると，しびれた，めまいがした，という患者さん全例に MRI を撮ってしまいそうです．

非典型的な症例については，まず重要な鑑別診断が除外できているかを確認することが必要ですね．また，きちんと病歴を聴取し，経過から明らかに他疾患が疑わしい場合は，当然 MRI を撮る必要はありません．それから，一見単麻痺にみえる例でも，丁寧に診察するとごく軽度の片麻痺が明らかになることが少なくないので，注意が必要です．

レクチャー

☑ 一過性の単肢の麻痺やしびれ，構音障害のみ，めまいのみでも，TIA は否定できない．

☑ 脳血管障害を疑ううえで大事なのは「突然発症」の経過である．

☑ 非典型例については，stroke mimics の除外が必要である（**表 3-21**）．

表 3-20　TIA としては考えがたい症状

TIA としては 非典型的な症状	a. 椎骨動脈系の症状を伴わない意識障害
	b. 強直性あるいは間代性痙攣
	c. 症状が身体の複数の部位に広がっていく場合
	d. 閃輝暗点
単独では TIA と みなされない症状	a. 身体の他の部位に広がっていく（進行性の）感覚障害
	b. 回転性めまいのみ
	c. 浮動性めまい（めまい感）のみ
	d. 嚥下障害のみ
	e. 構音障害のみ
	f. 複視のみ
	g. 尿あるいは便の失禁
	h. 意識レベルの低下に伴う視力障害
	i. 片頭痛に伴う神経症状
	j. 錯乱（confusion）のみ
	k. 健忘のみ
	l. 転倒発作（drop attack）のみ

(Special report from the national institute of neurological disorders and stroke. Classification of cerebrovascular diseases III. Stroke, 21（4）: 637-676, 1990)

表 3-21　Stroke mimics

・低血糖	・失神
・片頭痛	・メニエール病
・痙攣	・過換気症候群
・感染症	・手根管症候群
・電解質異常，代謝異常	・ナルコレプシー
・一過性全健忘	・ヒステリー　など

● 脳梗塞発症の高リスク群への対応

症例

54歳男性．心房細動がありワルファリン3mg/日を内服中．今朝，電車通勤中に突然5〜6分続く右上下肢の脱力を自覚した．隣にいた職場の同僚に症状を伝えようとしたが，言いたいことがうまく言葉に出てこなかった．現在症状は改善したものの，心配で救急外来を受診した．

現在はまったく症状がないようです．DWIで新規脳梗塞を認めません．TIAですね．

ご本人はかなり心配されているようですね．

普段元気に働いている人が，突然右半身が動かなくなって，言葉が出なくなったら，心配になりますよね．でも，来院時の血圧は132/84mmHgでそれほど高くないし，糖尿病もないし，ABCD2スコアは片側麻痺の2点のみで，低リスク群ということになりますね．

心房細動でワルファリンを内服しているのですね．きちんと効いているのかな？

採血をみると，PT-INRは1.2です．70歳未満，非弁膜症性心房細動のPT-INRコントロール目標値は2.0〜3.0だから，いまいち効いていないということになりますね．

それから，頭部MR angiographyの画像を見てください．左内頸動脈の血流信号がやや低下していますね．

そうですね，頸動脈エコーを当ててみましょう．あっ，左内頸動脈に高度狭窄がありそうです．

> この患者さんは，ABCD2スコアでは低リスクだけれども，心房細動や頸動脈狭窄といったリスクを抱えていることになります。ご本人も心配していることですし，入院での精査が望ましいでしょうね。他にも，繰り返すTIA発作は脳梗塞発症リスクが高く，直ちに精査が必要です。

> 各施設の検査の得意分野や，ペースメーカーや腎機能などの患者要因によって行う検査方法は異なりますが，TIAの患者さんの頭蓋内・外血管の評価は可能な限り行いましょう。

レクチャー

☑ ABCD2スコアは脳梗塞再発のリスク評価の目安にはなるが，入院適応を判断する絶対の基準にはならない。

☑ 再発を繰り返すTIAや，頭蓋内動脈・頸部動脈狭窄，心房細動を認める患者は，脳梗塞発症の高リスク群として注意する必要がある。

☑ 救急外来で施行できる簡便なリスク評価の手段としては，採血や頸動脈エコーがあげられる。

（角替麻里絵）

● 引用文献 ●

1) 峰松一夫：平成22年度厚生労働科学研究費補助金循環器疾患等生活習慣病対策総合研究事業．一過性脳虚血発作（TIA）の診断基準の再検討，ならびにわが国の医療環境に則した適切な診断・治療システムの確立に関する研究．

2) Easton JD, Saver JL, Albers GW, et al.：Definition and Evaluation of Transient Ischemic Attack. A scientific Statement for Healthcare Professionals From the American Heart Association / American Stroke Association Stroke Council；Council on Cardiovascular Surgery and Anesthesia；Council on Cardiovascular Radiology and Intervention；Council on Cardiovascular Nursing；and the Interdisciplinary Council on Peripheral Vascular Disease. Stroke, 40 (6)：2276-2293, 2009.

3) WHO：International Statistical Classification of Diseases and Related Health Problems 11th Revision (ICD-11) Version：2018.

4) Coutts SB, Simon JE, Eliasziw M, et al.：Triaging transient ischemic attack and minor stroke patients using acute magnetic resonance imaging. Ann Neurol, 57 (6)：848-854, 2005.

5) Wu CM, McLaughlin K, Lorenzetti DL, et al.：Early risk of stroke after transient ischemic

attack : a systematic review and mera-analysis. Arch Intern Med, 167 (22) : 2417-2422, 2007.

6) Lisabeth LD, Ireland JK, PRisser JM, et al. : Stroke risk after transient ischemic attack in a population-based setting. Stroke, 35 (8) : 1842-1846, 2004.

7) Johnston SC, Rothwell PM, Nguyen-Huynh MN, et al. : Validation and refinement of scores to predict very early stroke risk after transient ischaemic attack. Lancet, 369 (9558) : 283-292, 2007.

8) Luengo-Fernandez R, Gray AM, Rothwell PM : Effect of urgent treatment for transient ischaemic attack and minor stroke on disability and hospital costs : a prospective population-based sequential comparison. Lancet Neurol, 8 (3) : 235-243, 2009.

9) Special report from the national institute of neurological disorders and stroke. Classification of cerebrovascular diseases III. Stroke, 21 (4) : 637-676, 1990.

10) Yousry TA, Schmid UD, Alkadhi H, et al. : Localization of the motor hand area to a knob on the precentral gyrus. A new landmark. Brain, 120 (Pt 1) : 141-157, 1997.

11) Gatto EM, Roca CU, Zurrú MC, et al. : Pure dysarthria due to small cortical stroke. Neurology, 62 (2) : 345, 2004.

12) Hochman MS, DePrima SJ, Leon BJ : Pseudoulnar palsy from a small infarct of the precentral knob. Neurology, 55 (12) : 1939-1941, 2000.

13) Paul NL, Simoni M, Rothwell PM ; Oxford vascular Study : Transient isolated brainstem symptoms preceding posterior circulation stroke : a population-based study. Lancet Neurol, 12 (1) : 65-71, 2013.

18 脱力・倦怠感

「脱力・倦怠感」はよくある主訴だが，漠然とした訴えであり，疾患を想起しづらい．救急の場ではまずバイタルサインの異常，そして筋力低下の有無を評価し，見逃してはいけない緊急性のある疾患かどうかを見極めよう．

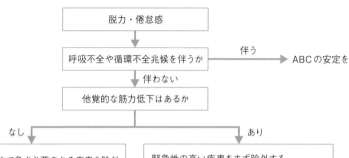

発症から治療まで急ぐ必要のある疾患を除外する（重症感染症・心血管系疾患・CO中毒・副腎不全など）
・バイタルサインの異常がある場合，介入なしに帰宅させない
・open question：
　随伴症状の有無，日常生活のどんな場面で支障が出るかを聞き出す
・closed question：臓器障害を疑う病歴を狙い疾患の想起に役立てる

原因不明の場合は，専門外来に再診指示

緊急性の高い疾患をまず除外する
・中枢神経病変
・頭蓋内病変（脳梗塞・脳出血）
・脊髄病変（脊髄損傷，硬膜外 / 硬膜下血腫，硬膜外膿瘍，横断性脊髄炎，椎間板ヘルニア，腫瘍など）
・末梢神経病変（ギランバレー症候群，重症筋無力症，Lambert-Eaton症候群，ボツリヌス，有機リン中毒，ダニ麻痺など）

問診，身体所見から解剖学的な病変の部位を特定する
（筋力低下の局在，意識レベル，筋緊張の有無，脳神経系，温痛覚，振動覚，深部腱反射亢進 / 減弱の有無，病的反射の有無）＋血液検査＋画像検査（頭部CT/MRI or 脊椎MRIなど）

上記評価で原因が不明 / 評価が完結しない
急性の筋力低下は帰宅させない
経過観察入院も考慮する

● 他覚的な筋力低下がある場合

▌症例

80 歳男性．来院 2 時間前頃より持続する上肢の脱力を主訴に，家族に連れられて来院した．

何となくだるい，力が入らないという訴えはよくありますよね．訴えは主観的で，それだけでは疾患の絞り込み効果は薄いというか…．

よくある主訴ですが，漠然としていて苦手意識があるドクターも多いですよ．ただ，最初のアプローチはいつも ABC の評価からです．重症患者を見逃さないために，まずは呼吸不全や循環不全などの兆候がないか確認しておきましょう．その後は患者さんが訴える脱力，倦怠感が general weakness なのか，あるいは他覚的な筋力低下を呈しているのかを見極めることが大切です．まずは簡単な問診と同時に Barré 試験や徒手筋力テストを行い，真の筋力低下があるかを確認しましょう．

脳梗塞は常に念頭に置くようにしています．治療が遅れれば，それだけ患者さんの予後が悪くなりますからね．その後の診察で実は片麻痺があった，なんてことがないように，患者さんの様子を家族からじっくり詳しく聞くようにしています．

救急の場では緊急性の高い，特に治療が時間に左右される脳卒中（脳梗塞，脳出血）はなるべく早く治療につなげることが大切ですよね．頻度は少ないけど脊髄梗塞や出血，あとは外傷に伴う脊髄損傷も重要です．

内科的疾患でもギランバレー症候群（Guillain-Barré syndrome：GBS）は，呼吸筋麻痺への進行も懸念される，見逃してはいけない疾患の一つですよね．

実際，脱力の鑑別疾患は多岐にわたります．急ぎたい頭蓋内・脊髄病変を除外できたら，詳細な問診と身体所見を行いましょう．

問診では膀胱直腸障害の有無，身体所見では神経学的所見，筋緊張や腱反射，病的反射をとり，解剖学的に障害部位を考察します．必要に応じて血液検査や画像検査も追加して…，正直，多忙な救急外来ですべてはできないかもしれないです．

救急外来の場では必ずしも原因解明とはいかない場合も多くあります．緊急性の高い病態は必ず否定することを優先します．そのあとに，時間がある限り問診と身体所見を行いましょう．ただ，基本的に急性の筋力低下がある場合，介入なしに帰宅させるのは危険なので，専門科（神経内科，脳神経外科など）に即日相談，または施設にもよるかもしれませんが，夜間の場合は経過観察入院を考慮すべきですね．

レクチャー

☑ ABC の評価を行い，呼吸不全や循環不全兆候がないかを見逃さないようにする．

☑ 他覚的な筋力低下の有無を評価する．

☑ 緊急度の高い疾患（頭蓋内・脊髄病変，GBS，LambertEaton 症候群，ボツリヌス中毒，有機リン中毒，ダニ麻痺，電解質異常など）を除外する．

☑ 急性（数時間〜数日）の筋力低下は，アセスメントなしに当日中に帰宅させない．

☑ 神経学的所見（意識，脳神経系，温痛覚，振動覚，深部腱反射亢進・減弱の有無，病的反射）の評価を行う．

☑ 身体所見をもとに，解剖学的に障害部位を考察する（所見をもとに神経内科への相談も考慮する）．

☑ 急性の真の筋力低下がある場合，原因が不明もしくは評価が完結しない場合は帰宅させない．

他覚的な筋力低下のない場合

症例1

85歳男性．来院日前日から，いつもと違いなんとなく気だるそうと家族が心配して受診．発熱，膿尿ありで，急性腎盂腎炎の診断となった．

この患者さんの主訴は "なんとなくいつもと違う，だるそう" だったんです．ご本人の訴えはあまりなく，ご家族が異変に気づいて受診につながりました．発熱，頻脈とバイタルサインの異常があったので，検査，診断，治療とつながりました．

家族や保護者の "いつもと違う" は注意してみていくきっかけになりますね．もちろんバイタルサインが異常であれば，さらに原因検索とつながっていくんだろうけど，解熱薬を使用していたり，β遮断薬内服中であったりすれば，バイタルサインの異常も見逃されかねないですよね．

詳細な問診の前に，最初に簡単に AMPLE (A：アレルギー，M：薬，L：最終食事，P：既往歴，E：受傷機転) を聴取しておくのが大切ですね．

ここでも，発症から治療まで急ぐ必要のある疾患を除外する姿勢を意識することが大切です．心血管系疾患や重症感染症など，できるだけ早く治療が必要な疾患を見つけにいく感じです．いずれにせよ，バイタルサインが異常な患者さんは，介入なしに帰さないことが重要です！

症例2

58歳男性. 最近疲れがとれず, だるいと受診. 不眠が原因かもしれないと睡眠薬の処方を希望している.
【問診でわかったこと】
ここ1ヵ月間, 階段を昇る際に息苦しさを感じる. 有意な体重減少がある. 貧血あり, 便潜血陽性で, 進行胃癌であった.

これはヒヤッとする症例ですね. 患者さんの希望どおりに睡眠薬は処方できちゃいますもんね.

患者さんの主訴にどれだけ慎重に耳を傾けるか, ですね. 患者さんの主訴を医学的な用語で置き換えると…

全身倦怠感, 不眠ですかね. 全身倦怠感の鑑別は多岐にわたりますね.

まずは随伴症状の有無, 日常生活のどんな場面で支障が出るか open question を行います. 今回の症例では, 階段を昇るときに息切れしていたというエピソードが引き出せましたね.

医療者からすればポイントになるような訴えも, 患者さんは無関係だと思い, 伝えませんでした. よくあるパターンですよね.

そうですね. でもこれだけで, 当初の患者さんの主訴になかった労作時息切れの訴えを引き出すことができました.

労作時息切れであれば, 心不全やCOPD, 貧血などを想起できるので, 患者さんに問診したい内容が明確になってきますね.

今度は，臓器障害を疑う病歴を狙った closed question で疾患の想起に役立てます．例えば，黒色便や体重減少，過去の健診結果や喫煙歴などの生活歴も聴取したくなるはずです．ただし，自分の中で鑑別診断があがっていなければ，closed question は不可能ですよね．良い鑑別診断があがらないときには，VINDICATE ＋P の枠組みで考えるようにするとよいですよ（表3-22）．

レクチャー

☑ バイタルサインの異常がないかを確認する．

☑ 緊急性のある疾患（心血管系病変，重症感染症）を除外する．

☑ 倦怠感（general weakness）のみではなく，①随伴症状の有無，②日常生活のどんな場面で支障が出るかを open question でまず聴取し，③臓器障害を疑う病歴を狙った closed question で疾患の想起に役立てる．具体的には，

・労作時息切れ：貧血，慢性心不全，慢性閉塞性肺疾患，間質性肺炎など

・食欲不振，体重減少：悪性腫瘍など

・嗄声，月経不順：甲状腺機能低下症など

表 3-22 VINDICATE＋P

	確認事項
Vascular（血管）	心雑音の有無，体重増加の有無，「軽労作で息切れはありませんか？」
Infection（感染症）	悪寒戦慄，発熱の有無，着衣を脱がし，積極的な身体所見で発赤，腫脹，熱痛の有無
Neoplastic（腫瘍性疾患）	貧血，体重減少，食欲低下の有無
Degenerative（変性疾患）	神経学的所見の評価，認知機能の評価
Intoxication・Iatrogenic（中毒・医原性疾患）	内服薬の確認
Congenital（先天性疾患）	既往歴の確認，母子手帳の確認
Autoimmune（自己免疫疾患）	全身の身体所見の評価
Traumatic（外傷性疾患）	外傷歴の有無
Endocrine/Metabolic（内分泌疾患）	皮膚の乾燥，浮腫の有無，月経異常の有無
Psychiatric（精神・心因性疾患）	興味の減退，抑うつ症状などの有無

☑ 時には網羅的に鑑別診断を考えることも必要となる．VINDICATE＋P などを参考にするとよい (**表3-22**)．

☑ 血液検査 (血算，腎機能，肝機能，電解質異常，炎症所見，甲状腺機能など) の確認を必要に応じて行う．

☑ 救急外来の場で原因を特定できない場合は，再診指示をしっかり行い (どんな症状があれば待たずに受診すべきかや，家族の連絡先などを確認)，適切な部門での後日フォローを行う．

(鈴木夏実，綿貫 聡)

● **参考文献** ●

1) Miller ML：Approach to the patient with muscle weakness. UpToDate.〈https://www.uptodate.com〉(Accessed on September 19, 2019)

2) Asimos AW：Evaluation of the adult with acute weakness in the emergency department. UpToDate.〈https://www.uptodate.com〉(Accessed on September 19, 2019)

3) 樫山鉄矢, 清水敬樹 編：倦怠感・脱力感. ER 実践ハンドブック—現場で活きる初期対応の手順と判断の指針, pp.92-93, 羊土社, 2015.

19 高齢者の非特異的主訴

　ここでは，"ADL"をキーワードとして高齢者救急のポイントを考えてみたい．高齢者は急性期に"ADLの低下"を訴えて救急外来へやってくる．「重症になりやすいが症状は曖昧」が高齢者救急の特徴である．ADLは急性疾患の存在を疑うきっかけとなり，disposition判断にも有用である．ADLは高齢者のバイタルサインともいえる．同じ年代での身体的個人差の少ない若年者に比べ，高齢者は多種多様であり，一人ひとりのベースラインとその"変化"を把握できるように意識して問診する．慢性期の問題は多元的に解釈する必要があるが，救急外来で問題となる急性期の問題は，まずは一元的にアセスメントすることが基本なのは高齢者でも変わらない．入院に伴うリスクも正しく理解し，患者視点でdispositionを判断しよう．

● 高齢者への救急外来アプローチ

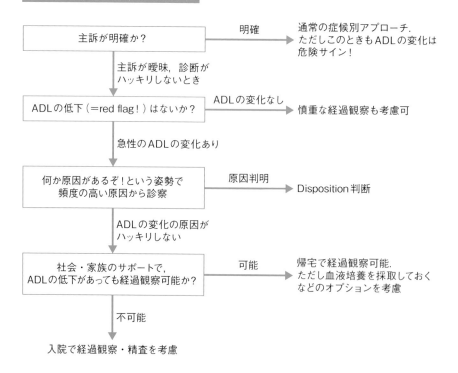

症例

主訴：転倒

86歳男性．軽度認知症，糖尿病，高血圧などの既往あり．妻の死別後は独居であるが，近くに住む家族（長女）が週に数回，仕事帰りに訪れ，様子をみている．普段のADLは，身の回りのことはおおむね自立しているが，最近は歩行時によろけたりすることが出てきていて，介護サービスの導入を検討していた．

今朝，転倒してから動けなくなったという主訴で救急外来を受診した．バイタルサインは体温36.9℃，脈拍94回/分，血圧110/46 mmHg，SpO$_2$ 97％であった．転倒による受傷は軽微であり，診察・単純X線写真では骨折はなさそうであった．本人になぜ動けないのかと聞いても軽度の倦怠感がある，というくらいで特に訴えはなかった．主訴もハッキリせず，バイタルサインも問題ないと思われたため，医学的な入院適応はないと考え，帰宅として経過観察をと説明した．しかし家族からは，この状態で家でみるのは不安なので，入院させてほしいとの申し出があった．

うーん，「動けない」「家ではみられない」という主訴は困りますね．鑑別診断の取っ掛かりがありませんよ．バイタルも異常ないし，骨折もなさそうです．これといった訴えがないわけだから，帰宅で経過観察ですかね…．もともと，体力が落ちてきているみたいだし，きっと歳のせいですよね！

高齢者の転倒後の体動困難ですね．転倒による外傷自体は問題なさそうなので，転倒だけでは体動困難を説明できない，という感じですね．もう一度，"真のOnset"を意識して問診してみてはどうでしょうか．

"真の Onset"，ですか？

(問診後)

もう一度，いつから様子がおかしいのか詳しく聴取すると，実際には昨日から何となく元気がないとご家族は感じていたそうです．今日もご家族が仕事帰りに様子をみに行くと，トイレに間に合わず尿失禁した跡があり，やはりいつもと様子が異なると感じたとのことでした．実際には，転倒したのは元気がなくなったあとの出来事で，実は ADL の低下のほうが先行していました．ついつい最初の主訴に引っ張られてしまいました．

転倒は体動困難の原因ではなく，結果である可能性が高いですね．この患者さんは普段はおおむね自立の ADL ですが，現在は歩行困難になっているので，ADL が低下しています．さらにこの ADL の変化は数日以内の経過で生じているので，"急性の ADL の低下"ですね．このパターンは，何らかの急性疾患が隠れていることが多いです．心疾患，感染症，薬剤性，脱水/貧血，慢性硬膜下血腫を高齢者の 5 大疾患（**表 3-23**）として覚えておくとよいです[1]．

表 3-23 **高齢者の common disease：Hidden Cause ("隠れた原因")**

H	Heart（心筋梗塞，心不全）
I	Infection（菌血症，肺炎，尿路感染症など）
D	Drug（薬剤性）
DEN	DEhydratioN（脱水）
CAuse	CSDH（慢性硬膜下血腫），Anemia（貧血）

＊適時，Electrolyte，Delirium などを追加して，アレンジが可能である．

ADL を切り口に鑑別を考える，という発想はなかったです．こういう高齢者の漠然とした主訴にどうアプローチしていいのかわからなくて，苦手だったんですよ．例えば，主訴が「胸痛」なら，心筋梗塞，大動脈解離，肺塞栓と，ポンポンと鑑別が浮かぶんですが，「急に動けなくなった」「急に介護できなくなった」といわれても，どうアプローチすればいいのかわからず困ってしまって…．問診もハッキリしないから，結局検査頼みになってしまうことが多いんです．でも検査で異常があっても，それが新規のものなのか高齢者は判断しづらいし…．曖昧な主訴を「ADL の急性低下」という切り口で曖昧なまま捉えて，頻度の高いものからアプローチする，という考え方はわかりやすくていいですね．とても良いアイデアを聞きました．

高齢者の救急を苦手に思う医師は多いですよね．救急外来を受診する高齢者は主訴が曖昧で，症状は非典型的である[2] ことがその理由の一つではないかと思います．

しかも，体力が落ちている人が多いから，見逃すとすぐに重篤な転帰になりかねないし…．怖いです．

私は，"ADL の変化"が高齢者救急の一つのキーポイントだと思っています．今回の症例のように，ADL の変化が主訴という症例も救急外来では多いですし，ADL の変化は高齢者のアラームサインとしても重要視しています．「ADL は高齢者のバイタルサイン！」と捉えて，ご家族などから ADL を各論的に聴取しています（**表 3-24**）．

実際，疾患罹患前のベースラインの ADL や，罹患によって生じた ADL の低下は，高齢者における独立した予後不良因子であるという報告[3, 4]がありますね．まさに「ADL は高齢者のバイタルサイン！」ですね．

表 3-24　基本 ADL（Katz Index を改変）

	確認事項
Dressing	衣服を自分で持ってきて着用できるか．上着のファスナーを自分で開け閉めできるか．靴を履くことには一部介助があってもよい．
Eating	食器から口まで介助なしに自分で運んで食べられるか．食事の準備は他人によって行われていてもよい．
Ambulation	ベッドや椅子からの移動が一人でできるか．
Toileting	トイレに行くこと，便座に座ること，下着の上げ下げ，陰部の清拭が一人でできるか．また失禁はないか．
Hygiene	一人で入浴・シャワーが可能か．背部・陰部など，一部分だけの介助は自立に含まれる．

＊頭文字を取って，"DEATH"と覚える（縁起は悪いが）．この表は，ADL のうち身の回りのセルフケアが自立しているかを評価する Basic ADL（BADL）といわれるものである．他に，独立した生活能力を評価する Instrumental ADL（IADL）がある．

本症例のような曖昧な主訴は，主訴を"胸痛"などの医学的用語に変換しようとするよりも，"急性の ADL の低下"とそのまま捉えたほうがアプローチしやすい印象です．高齢者では症状やバイタルサインに明らかな異常がみられないことも多いですが，ADL の低下は機能の問題なので，わかりやすく表に出てくる印象です（**図 3-14**）．

高齢者で ADL の変化が生じやすい理由としては予備能の低下があげられますね．急性の変化に対する予備能や回復力の低下した状態を"フレイル（虚弱）"と呼びます．フレイル患者は非典型的な症状を呈することが多く，フレイル自体が予後不良因子です[3]．

高齢者のバイタルサインの解釈にも注意が必要です．例えば，この患者さんの体温は 36.9℃ですが，平熱が 35℃台の方ならば，この体温でも発熱している可能性があります[5,6]．同様に，血圧も普段の血圧との差に注意して評価しています．この方は高血圧の既往歴があり，実際は血圧低下があるかもしれません．やや頻脈もあります．呼吸数も必ず評価すべきバイタルサインですね．患者さんの呼吸に合わせて自分も呼吸してみると，頻呼吸かどうか判断しやすいです．

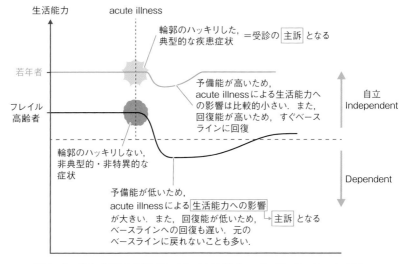

図 3-14　若年者/健康高齢者とフレイル高齢者のプレゼンテーションの違い
（Clegg A, et al.：Lancet, 381（9868）：752-762, 2013 を参考に著者作成）

高齢者ならではの特別な注意を払うべきものがいろいろあります
ね．よく観察してみると，少し呼吸は早いかもしれません．

救急外来では，原因がわからなくても入院か，帰宅かという大き
な判断を短時間で決めることを求められますよね．その際，"とり
あえず入院"という選択のほうが安全だと考えるご家族や医療者
も多いですが，高齢者の入院には廃用症候群やせん妄といったリ
スクがあることも十分に意識して，説明，disposition 決定をす
べきですね．

入院のリスクベネフィットの天秤は時に難しいこともありますが，
患者さんの ADL を中心にしたベースラインの理解をもとに，今ど
ういうライフステージに位置していて，何が必要なのかというこ
とを考え，入院リスクを含めてご家族と方針を話し合うことが重
要ですね．高齢者は点ではなく線で評価する，ということですね．

【症例のその後】

　"高齢者の急性の ADL の低下"であるため，何か原因があるぞ！という目で診察すると，腰部に湿布が貼ってあった．それについて尋ねると，そういえば前回の来訪時も腰痛を訴えていたので家族が貼ったとのことだった．エコーで水腎を認め，CT で尿管結石の診断となった．尿路感染症が合併している可能性も考え，入院を念頭に置き追加評価を行うことにした．

■ レクチャー

☑ 高齢者における急性疾患の臨床的特徴として，疾患特異的な症候が出にくい，その一方で ADL の変化が生じやすい，という 2 点があげられる．

☑ 救急外来を受診する高齢者の約 1/3 は，非典型的症状で受診する．感染症なのに発熱がない，疼痛をきたす疾患なのに痛みがない，などがその代表例である[2]．

☑ 疾患特異的症候が出にくい理由としては，加齢による自律神経機能の低下，カテコラミン感受性の低下，認知症などによる訴え・問診の困難，β遮断薬などの内服薬や既往歴による影響などが考えられる[2]．

☑ 主訴が非特異的なときこそ注意を払うべきである．施設入居者を対象にした研究では，フレイルな高齢者が何らかの非特異的症状を呈した場合，1/4 に急性疾患が見つかった．非特異的症状の中でも，「不活発」「脱力」「食欲低下」は特に注意すべきものであり，これらを呈する患者では約半数で急性疾患が見つかった．逆に，これらの非特異的症状がなければ，陰性的中率 91％で急性疾患は否定的という結果だった[7]．

☑ "家でみられなくなった（home care impossible）"という理由で救急外来を受診し，実際に初期評価で急性の医学的問題は見つからず，いわゆる社会的入院という評価で入院となった患者の 51％で，後に急性疾患が見つかった[8]．

☑ ベースラインの（罹患前の）ADL の低下（OR 2.48，95％ CI 1.17-5.22），罹患による入院時のベースラインからの ADL の低下（OR 5.64，95％ CI 2.37-13.44）は高齢者における独立した予後不良因子であった．一方で，疾患の重症度や年齢はリスク因子ではなかった[3,4]．

☑ したがって，従来の疾患に焦点を当てたアプローチに加え，高齢者救急では ADL の変化を臨床的なバイタルサインかつ疾患の重要な表現系であると捉えるべきである[9]．

☑ 高齢者の disposition 評価にあたっては，入院中に生じうるさまざまなリスクを考慮したうえで判断すべきである．70 歳以上の入院患者の 30％以上で，退院時に入院前にはなかった ADL の低下を認め，85 歳以上の患者の 50％以上で，新規の大きな ADL の障害を抱えて退院していく[10-12]．これらの ADL の障害は短期入院であったとしても高頻度に生じ[10]，退院 1 年後まで追跡した研究では，入院前の機能レベルまで回復するのは 30％だけだった[13, 14]．フレイルが高度であるほど，生じた ADL の低下が回復するのは困難になる[15]．

☑ 薬剤性も常に重要である．アメリカの大規模な研究では，救急外来を受診する 65 歳以上の高齢者の約 100 人に 1 人は薬物有害事象によるもので，さらにその約半数は入院になっていた[16]．救急外来は忙しいが，おくすり手帳は変更歴を含めて必ずチェックするようにしたい．最近は，薬剤性の高カルシウム血症も増えている．

☑ ここでは，救急外来における decision making に関して取り扱った．救急では時間的制約もあり，主に急性疾患・病態に焦点を当てた評価となる．しかし，入院となったあとは，急性疾患だけでなく，背景の加齢に伴う慢性的な病態を含めた多元的な視点での評価・介入〔高齢者総合的機能評価（comprehensive geriatric assessment：CGA）〕が重要となる．老年医学のコアとなる概念であるが，本書のコンセプトの範囲を超えるため割愛する．ぜひ他書で学習されたい．

（鹿野泰寛，関口健二）

●引用文献●

1) 岩田充永：高齢者救急―急変予防＆対応ガイドマップ（JJN スペシャル），医学書院，2010.

2) Limpawattana P, Phungoen P, Mitsungnern T, et al.：Atypical presentations of older adults at the emergency department and associated factors. Arch Gerontol Geriatr, 62：97-102, 2016.

3) Jarrett PG1, Rockwood K, Carver D, et al.：Illness presentation in elderly patients. Arch Intern Med, 155 (10)：1060-1064, 1995.

4) Torres OH, Muñoz J, Ruiz D, et al.：Outcome predictors of pneumonia in elderly patients：importance of functional assessment. J Am Geriatr Soc, 52 (10)：1603-1609, 2004.

5) Liang SY：Sepsis and Other Infectious Disease Emergencies in the Elderly. Emerg Med Clin North Am, 34 (3)：501-522, 2016.

6) Castle SC, Norman DC, Yeh M, et al.：Fever response in elderly nursing home residents：are the older truly colder？J Am Geriatr Soc, 39 (9)：853-857, 1991.

7) Boockvar KS, Lachs MS：Predictive value of nonspecific symptoms for acute illness in nursing home residents. J Am Geriatr Soc, 51 (8)：1111-1115, 2003.

8) Rutschmann OT, Chevalley T, Zumwald C, et al. : Pitfalls in the emergency department triage of frail elderly patients without specific complaints. Swiss Med Wkly, 135 (9-10) : 145-150, 2005.

9) Covinsky KE, Pierluissi E, Johnston CB : Hospitalization-associated disability : "She was probably able to ambulate, but I'm not sure". JAMA, 306 (16) : 1782-1793, 2011.

10) Covinsky KE, Palmer RM, Fortinsky RH, et al. : Loss of independence in activities of daily living in older adults hospitalized with medical illnesses : increased vulnerability with age. Am Geriatr Soc, 51 (4) : 451-458, 2003.

11) Hirsch CH, Sommers L, Olsen A, et al. : The natural history of functional morbidity in hospitalized older patients. J Am Geriatr Soc, 38 (12) : 1296-1303, 1990.

12) Gill TM, Allore HG, Gahbauer EA, et al. : Change in disability after hospitalization or restricted activity in older persons. JAMA, 304 (17) : 1919-1928, 2010.

13) Boyd CM, Landefeld CS, Counsell SR, et al. : Recovery of activities of daily living in older adults after hospitalization for acute medical illness. J Am Geriatr Soc, 56 (12) : 2171-2179, 2008.

14) Brown CJ, Roth DL, Allman RM, et al. : Trajectories of life-space mobility after hospitalization. Ann Intern Med, 150 (6) : 372-378, 2009.

15) Hartley P, Adamson J, Cunningham C, et al. : Clinical frailty and functional trajectories in hospitalized older adults : A retrospective observational study. Geriatr Gerontol Int, 17 (7) : 1063-1068, 2017.

16) Shehab N, Lovegrove MC, Geller AI, et al. : US Emergency Department Visits for Outpatient Adverse Drug Events, 2013-2014. JAMA, 316 (20) : 2115-2125, 2016.

第4章

専門外でも知っておきたい
診療以外の対応と運営の
知識 Q & A

Q1 警察や消防などの院外他職種とスムーズに やりとりするにはどうしたらよいでしょうか？

A 救急外来では院外の多くの職種と関わります．相手のできること，できないことを知っておき，お互いにプロフェッショナルとしての対応をとることが大切です．

解説

　救急外来で働いてみると，警察や消防など院外の他職種と関わる機会が意外と多いことに気づきます．院内の他職種であればまだ顔なじみでも，院外の人間と話すとなるとどこまで話してよいものか戸惑うことも多いかもしれません．相手が何を根拠にどのように動くのか，どこまでのことができて，あるいはできないのかを知っておくことは，スムーズにやりとりするうえで大切です．

　そのためには，普段からコミュニケーションをとっておくことが有用です．相手は医療に関して素人のこともあります．医療者同士なら簡単に通じることも，意図どおり伝わっていないこともあると思います．時には「なんでこんなこともわからないのか！」とイラッとすることもあるかもしれませんが，そこはぐっとこらえて，お互いプロフェッショナルとして敬意を持って接するようにしましょう．

消防との関わり

　どこの救急外来でも，最も関わりが多い院外他職種といえば消防であることは間違いないでしょう．救急車で患者を運んでくるのは救急隊です．ところが，担当医が救急隊を怒鳴っている場面に遭遇したことはないでしょうか？ 救急隊へのフィードバックも必要ですが，現場や搬送中の活動内容を知っておくと，より適切にフィードバックできるようになります．

　救急隊は，消防法で「傷病者を医療機関に搬送すること」が救急業務として定められています．ですが，当然のことながら，ただの運び屋ではありません．通報を受けてから接触までに現場の状況を確認し，適切なトリアージを行い，さまざまな情報収集を経て，患者にとって最も適切だと思われる病院を選定します．現場では限られた情報しかなく，しかも患者の緊急性も判断しなければなりません．われわれのように，診察室で検査をしながら病態を判断するということもできません．とても困難な作業をしているということは理解できると思います．

　救急救命士という資格はだいぶ認知されてきましたが，救急隊員に占める割合は45％です（平成30年4月1日現在）[1]．救急隊がみな救急救命士という資格を持っているわけではなく，地域・時間帯によっては救急救命士を含まずに出動している救急隊もあります．救急隊員でも酸素投与や経鼻・経口エアウェイを用いた気道確保，胸骨圧迫心臓マッサージ，鉗子による異物除去などはできますが，救急救命士はさらに医師の具体的指示のもとで，心肺停止患者に対する静脈路確保・アドレナリン投与・気管挿管，ショック患者に対する輸液投与，低血糖患者に対するブドウ糖投与が可能となります．ちなみに，ある救急救命士から，最も嫌いなことは「救命救急士」と呼ばれることだ，と聞いたことがあります．専門職の名称ですから正確に呼んであげたいものです．施設の名称は「救命救急センター」なのに，ややこしいですね．

　救急隊の業務が困難なことは想像に難くないですが，やはり一度は現場に出てみることをお勧めします．筆者は救急車に同乗した経験がありますが，狭い階段でストレッチャーでの搬送が困難な状況や，限られた情報から短時間で病状の判断を迫られ，決められた範囲内で処置の選択をしなければならず，常にプレッシャーが多い現場だということを感じました．救急隊の苦労を肌で感じると，自ずと優しくなれると思います．もし同乗が難しければ，救急隊の関わるイベントに参加してみてください．JPTEC（Japan Prehospital Trauma Evaluation and Care）では，救急隊が現場で外傷の評価・処置をどのように行うかがわかりますし，医師・看護師・救急隊がチームを組んで災害現場などの対応にあたるメディカルラリーというイベントもあります．救急隊が参加する懇親会があれば参加してみるのもよいかもしれません．

　救急隊にフィードバックすることは，救急隊の質を維持するために大切です．救急隊の質を上げることで，重症度，緊急度の判断をより適切にでき，現場から病院への連携がうまくいくようになります．搬送時に救急外来でその場で行うフィードバックは個別事例を振り返るのに有用ですが，全体で共有したいことは搬送事例検討会を利用するのもよいでしょう．また，各地域にメディカルコントロール協議会が設けられていて，救急隊の研修や処置の事後検証も行っていますので，関わってみてはいかがでしょうか．

警察との関わり

　警察と話をするというと，自分は何も悪いことはしていないのに疑われているような気分になってしまい，苦手という人もいるかもしれません．しかし，暴力対応

表 4-1　警察に対応を依頼する例

- ・医療者や患者に対して殴る，胸ぐらをつかむ，物を投げるなどの
　暴力行為（暴行罪，傷害罪）
- ・医療者や患者に対して暴言を吐く（侮辱罪）
- ・病院の設備や備品を破損する（器物損壊罪）
- ・医療者に対してみだりに接触する（強制わいせつ罪）
- ・土下座をさせる（強要罪）
- ・正当な理由なく院内に居座る（不退去罪）

など救急外来から警察に依頼することもあれば，事件・事故の際の情報提供など，警察から救急外来に依頼がくることもあります．警察と関わることは，救急外来にとって避けては通れないことなのです．

　救急外来から警察に依頼する事例として，飲酒患者から暴力を受けた，医学的には帰宅可能なのに説得してもなかなか帰ってくれない，といったことは誰しも経験があると思います．医療者にとっても非常にエネルギーを費やす事態です．恐喝なのか強要なのか判断に悩むケースもあるかもしれませんが，基本的には「怖いと感じたら 110 番」でよいと思います（表 4-1）．ホットラインの設置など，トラブルの際にすぐ通報できるような体制づくりも必要です．CPA 患者の異状死の届け出や検視でも警察に対応をお願いすることがありますが，これは別項で解説します（p.232 参照）．

　警察から救急外来にくる依頼としては，交通事故や労災事故，あるいは CPA 患者の検視が必要なケースで病状の説明を求められることなどがあります．医療者には守秘義務がありますので，警察に説明する前に，患者本人から，または患者が意識障害などで正常な判断ができないときは患者の家族から，説明してよいかの同意を得て，それをカルテに記載しましょう．患者本人の同意なく検体提出を求められたら，「捜査差押令状」が必要です．警察といっても第三者ですから，むやみに情報を提供してはいけません．

　また，意外に感じるかもしれませんが，警察は医学的知識がほとんどないと思って対応すべきです．警察が知りたい情報と，医学的に優先して評価すべき情報が異なっていることが多いです．例えば，交通事故だと，警察が知りたい情報としては「命に別状はあるか？」「全治期間は？」といったことですが，救急外来では断定的にいえないことがほとんどです．また，警察内部の情報共有はよくないようで，事件・事故などでは警察の担当者が変わるたびに同じ説明を何度も繰り返す必要があります．

　警察というだけで喧嘩腰に応対する医療者をときどきみかけますが，自分たちもお願いする立場になるかもしれないので，良好な関係を築くためには普段から気持ちよく接したいものです.

（近藤貴士郎）

●引用文献●

1) 総務省消防庁：平成30年版 救急・救助の現況. 〈http://www.fdma.go.jp/publication/rescue/post7.html〉

Q2 紹介患者のスムーズな受け入れを行うには どうしたらよいでしょうか？

A 病院として紹介を断らない方針を徹底したうえで，救急外来へつなぐまでの経路を短縮することが大切です．救急外来での診療に関わる情報は，受け入れたあとの治療方針をスムーズに決めるために，事前に収集するとよいです．

解説

どの病院でも，地域の医療機関とのスムーズな連携は基本的な方針となっていることが多いと思います．時間外では救急外来が紹介患者の窓口となりますが，各診療科の一般外来が終了したあとは，時間内でもその役割を担うことは多いでしょう．紹介患者のスムーズな受け入れは病院にとっても患者数の増加につながり，救急外来として病院に貢献することができます．しかし，混雑したなかでどのようにスムーズな受け入れを行うかは，各医療機関にあった工夫が必要です．

病院の大きな方針として紹介患者を断らないことを徹底させる

開業医からの紹介は，ほとんどが重症または緊急性のある疾患の疑いによるものですが，なかにはちょっと心配だからという紹介や，患者の希望などの本来の救急にそぐわない紹介もときどきあります．だからといって，翌日の一般外来に回すことも可能だとは思いますが，そこで断ってしまうと，開業医からはせっかく電話したのに断られたと，次回からの紹介を躊躇する心理となります．いくら軽症であっても，受け入れることができるようにしておきたいものです．

その方法の一つとして，原則受け入れの判断は救急外来の医師に任せるということがあります．肺炎など内科系疾患であれば，救急外来で受け入れることを決めて評価してから，各科医師に連絡することを原則とすることは効果的です．軽症と思われる紹介の電話に対応して，各診療科の当番医師に「軽症と思われる肺炎の電話がありますが，受け入れてよいでしょうか？」とお伺いを立てると，「今は忙しいから明日にしてください」と言われるのは明らかです．救急外来で紹介の電話を受けたあとで，当番医師に「肺炎で紹介を受けたので，入院などが必要であれば改めてご相談します」と一報を入れておくと診療後がスムーズになります．もちろん，緊急手術などその時間に特殊な治療が対応可能かどうかは，受け入れる時点で確認

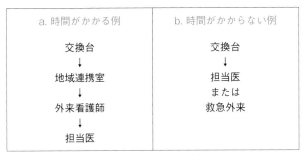

図 4-1　**紹介情報の流れ**

する必要があるでしょう.

　これには，紹介があれば断らないという病院としての方針を各診療科に徹底させることが必要です．徹底されていないと，紹介を受けた救急担当医が，各診療科医師から「どうして勝手に受け入れたんだ！」と責められることになってしまいます.

交換台から救急外来までの経路を短縮する

　開業医からの苦情でよくあるのが，「話したい相手につながるまでが長い」「つながるまでにたらい回しにされる」といったことです．規模の大きな病院になればなるほど，症状が複雑だったり，いくつかの診療科にまたがるような症例の場合ほど，目的の話し相手につながるまでの経路が長くなるようです．交換台で用件を伝え，地域連携室に回してもらい，そこでも同じ用件を伝え，医師につなごうとするも検査中などの理由ですぐにつかまらないので，代理の医師につなぐまでに時間がかかり，またまた同じ用件を伝え，返事がもらえるかと思いきや，各方面との調整が必要として返答を待つ…といったことがあるようです．これでは効率が悪いとともに時間がかかりますし，何度も同じことを伝えなければならず，開業医にとってもストレスがたまります．開業医としては，時間も限られているので早く用件を伝えたいという思いがあります．交換台や地域連携室から直接救急外来につないでもらい，救急外来で受け入れを判断すれば時間短縮につながります（図 4-1）.

診療科を特定できない紹介に対応する

　特に高齢者では，診療科を特定できないケースが多いのも実情です．まず A 科につながったが，対応できないと言われ B 科に回され，さらに C 科で受け入れるということもあります．救急外来が紹介の窓口になるというのは，一つの解決策になるでしょう．救急外来で診療を行って病状を把握し，どの診療科につなげばよい

かを判断すればよいのです．もちろん，病態が明確にわかっていて特定の科を指定しているときはその科の担当者につなげばよいですが，電話の時点で診療科が特定できないケースでは，交換台あるいは地域連携室から直接救急外来につなぎ，救急外来で医師が対応して受け入れの判断をすればよいです．救急外来で受け入れて各種検査を行い，適切な診療科にコンサルトするといったことも可能です．ただし，診療後にも診療科が特定できない場合がありますので，院内での対策をしておかないと，このような紹介のときは救急外来にとってストレスになります（Q3 の項を参照）．

とりあえずでも受けてくれることで，開業医にとってのストレスが減少し，病院の評判が上がります．紹介のハードルが下がれば紹介患者が増え，ひいては病院に貢献することにつながります．

治療方針に関わる情報はあらかじめ聞いておく

「高齢者施設の○○にお住まいの 90 歳の男性の XX さんが，今朝からいつもより意識レベルが低いとのことで往診したところ，37℃くらいの発熱があって SpO₂ 85％に下がってきたんです」という電話が救急外来にかかってきました．受け入れるに際して，どのような情報を聞けばよいでしょうか？

まずは受け入れの判断をするために簡潔に情報を聞きます．受け入れ判断のためには，紹介理由と重症度評価，バイタルサイン，主な既往歴，手術など緊急の治療が必要か，といった情報があればよいでしょう．

受け入れると判断したら，次に治療方針に関わる情報を聞きます．前述の項目に加えて，筆者が紹介の電話を受けたときに口頭で聞くこととしては，普段の意識レベルや ADL，キーパーソン情報や家族がどこまでの治療を望んでいるかについてです（表 4-2）．これらは文章よりも口頭でやりとりしたほうが細かいニュアンスが伝わりますし，救急外来で受け入れたあとの治療方針をスムーズに決めるのに必要だからです．できるだけ簡潔に聞くように心がけ，既往歴や内服など細かい情報は文書にして事前に FAX で送ってもらうとよいでしょう．

一般外来部門，各診療科，病院管理者との連携も大切に

とはいえ，すべての紹介を救急外来で受けているとスタッフやベッドの余裕がすぐになくなってしまうかもしれません．一般外来でも対応可能な症例を多く引き受けてスタッフが足りず，重症患者の対応ができないということになっては，救急外来の役割を十分に果たせなくなってしまいます．そこで，一般外来の協力を得て，

表 4-2　紹介情報として知りたい内容

・主訴，紹介目的
・バイタルサイン，意識，採血など現在の状況
・既往歴，内服
・尿道カテーテルなどの有無
・普段の意識レベル・バイタルサイン
・普段の ADL
・キーパーソンなど家庭の状況
・どこまでの治療を望むか

紹介を分担してもよいでしょう．各科の外来が終了したあとに初診外来などを設けている病院も多いと思います．一般外来とはどこかで線引きをして分けることになりますが，どこで分けるかは，救急のスタッフの数や紹介数に応じて決めるとよいでしょう．

　例えば，救急車での紹介は救急外来で引き受け，救急車以外の独歩受診は一般外来で引き受けると決めてもよいですし，救急外来でいったんはすべて受け入れて，緊急性がなければ一般外来に回すということも可能かもしれません．もしくは，患者受け入れの段階で割り振りの権限を持った責任者（診療科科長以上など，院内事情に詳しく顔が利くほうが望ましい）を当番制で配置し，紹介患者専用のダイレクト PHS を持ってもらうなどの方略も一手です．なお，このような紹介患者受け入れ体制の構築にはルールの整備が必要なことも多く，各診療科のみならず，病院管理者の協力や，その後の継続的なメンテナンスが不可欠です（ルール整備については Q3 の項も参照してください）．

顔の見える関係をつくる

　最後に，開業医と顔の見える関係をつくることは意外に大事です．開業医とは普段は電話だけの関係ですが，顔を知っているだけでも電話のしやすさがずいぶん違います．地域連携室主催で開業医の集まる会を設けている病院もあると思いますし，地域で勉強会などに参加する機会もあるでしょう．そういう場で話をするだけでも全然違います．顔を知っているだけで，話のニュアンスが伝わりやすくなります．

（近藤貴士郎）

Q3 入院診療科の選定，特に分類不能例には どう対応したらよいでしょうか？

A 入院診療科の選定，特に分類不能例への対応は，常に救急外来で問題になります．

大きく分けて二段階の対応方法があります．まず一つは，入院診療科の選定に関してのルールを作成することです．もう一つは，ルールで対応不能な事例への対応を決めておくことです．ルールの作成は大きなプロジェクトなので，チームを結成し，発生するさまざまなコンフリクトをマネジメントすることが必要になります．

解説

入院診療科の選定に関してルールをつくる

大きく分けて以下の 6 つの段階を経る必要があります．

① ルール作成のチームを結成する．

② すでにある「院内ルール」を明文化しマニュアルとする．

③ マニュアルを院長，看護部長，事務長など各部門の長の名で発表する．

④ マニュアルを掲示し守ることを実践してもらう．

⑤ 生じた問題点を抽出し，マニュアルを改訂する．

⑥ 定期的に改訂を行い，チームのメンバーを少しずつ入れ替える．

ルールを作成するには，各部署との調整が必要となるため個人で行うことは負担が大きく，チームを結成し，業務として行うことが望ましいでしょう．チームのつくり方「チームビルディング」に関しては，後述を参照してください．

ルール作成のチームが結成できたら，次に行うのはすでにある「院内ルール」を明文化することです．各医療機関には，さまざまな経緯を経て院内で定着している「院内ルール」が存在していることが多いと思います．全く新しいルールを作成するのではなく，すでにある「院内ルール」をまとめて明文化することが望ましいです．院内ルールの中には，いつどのような経緯でできたのか不明なものもあると思いますが，あえて変更せず，明文化することに徹することが第一歩となるでしょう．

　院内ルールの明文化に成功したら, 次は院長, 看護部長, 事務長など各部門の長に「お墨付き」をもらう必要があります. この際に, チームの業務として行っていることで各部門の長に了解を得やすくなることが多いと思いますので, 繰り返しになりますが, チームをつくり, 業務として行うことが大切になります.

　この段階までくると, 次はお墨付きをもらった「院内ルール」をマニュアルとして掲示し, 順守してもらうことになります. 掲示に関しては, 各病院で適切な方法があると思いますが, 電子カルテ上に反映できると利便性は向上することになります.

　「院内ルール」を明文化して運用すると, 不都合な点がいろいろと出てくると思います. 院内ルール自体が, 地域特性や各部門のパワーバランスなどを勘案して時間をかけてできてきたものであることが多く, 状況の変化に対応できていないことも多いからです. そのため, 状況にあったように適宜改訂をする必要があります. どのくらいの頻度で行うかですが, 緊急性の高いものはすぐに, そうでないものは年1～2回の改訂が望ましいでしょう. 高頻度で改訂を行うと, マニュアルの現状を把握できているスタッフが減ってしまうため, 年1～2回程度が限度だと思います. マニュアルの変更に伴い, 業務が増加するようにみえる立場ができたりすることで, マニュアルの変更がスムーズに行えないことがよくあります. この場合は, 「コンフリクト・マネジメント」の考えをもとに交渉するとよいでしょう. 「コンフリクト・マネジメント」に関しては後述を参照してください.

　チームが軌道にのり, 定期的なマニュアルの改訂が行えるようになれば, 最後に行うことはチームメンバーを少しずつ入れ替えることです. チームのメンバーを入れ替えることは混乱につながりかねませんが, 同じメンバーだけで長年仕事をすると, そのチームにとって最も良い方針をとることがあったり, チーム内の多様性が失われます. この段階にまで成熟していると, 院内にマニュアルに従って行動する文化が根付いているでしょう.

ルールで対応不能な事例への対応を決める

　複数領域にまたがる症例, 判断が難しい事例の場合は, その状況に応じて最終的な判断者を決めておく必要があります. 日中であれば最終的には院長判断となる難しい事例でも, 救急外来を統括している者に決定権を与えてもよいかもしれません. 夜間・休日に関しては院長代理となる当直医を設定し, その者の決定に従うようにすることがわかりやすいでしょう. その一例として, 腹直筋血腫の対応に関して調整が必要になることがあります. 理由は, 治療自体は血管内治療となることが

多く，放射線科が対応しますが，入院ベッドを持っていないため主治医を決める際に調整が必要になるからです．ルールを決めてしまうこともできますが，疾患頻度自体が低くそこまで明文化するには至っていないため，その都度状況に応じて院長代理が主治医となる科を判断し，決定に従っています．

チームビルディングに関して

チームをつくることで，複数のメンバーが協調し，お互いのパフォーマンスに相乗効果を生み，能力の総和以上の結果や実績をもたらすとされています．チームとして活動するうえで，いくつか留意事項があります．

チームを結成し活動するプロセス（チームビルディング）には 4 つの段階があるといわれています．「立ち上げ期」はチームメンバーが顔を合わせて，ビジョン・目標を確認し，未来に対しての期待や不安が入り混じる活発な時期です．その後，多様なメンバーに葛藤や衝突が起こる「混乱期」が必ず来ます．この際にメンバーがチーム結成の意義や目標に立ち返って向き合うことで，お互いの多様性を受け入れて「混乱期」を乗り越える必要があります．それには，後述のコンフリクト・マネジメントがチーム内でも必要になります．「混乱期」を乗り越えると，お互いにチームメンバーとして受け入れ，共通のゴールを目指すといった意思統一がされる「規範形成期」となります．ここまでチームが成熟すると，活動を継続して成果を上げる「活動期」に至ります．「混乱期」が必ず訪れることを覚悟して対応していくことが，チームを成熟させ成果を上げることにつながります．

コンフリクト・マネジメントに関して

コンフリクトとは，「衝突」「対立」を意味する言葉です．医療現場においては，患者-医療者間，医療者-医療者間でさまざまなコンフリクトが生じ，マネジメントする必要があります．コンフリクト・マネジメントの目的は，双方の関係を Win-Win となるようにして利害の衝突・対立を解消し，人材・組織の成長へとつなげることです．コンフリクト・マネジメントの手法として，ネゴシエーション技法と医療メディエーション技法の 2 つを紹介します．

❶ ネゴシエーション技法

ネゴシエーション技法として，1981 年にハーバード大学の交渉学研究所で開発された「原則立脚型交渉術」を紹介します．原則立脚型交渉術のポイントは，次の 4 つの原則です．

【第 1 の原則：人と問題を分離する】

　立場を主張しあうと，問題点の議論であったはずが当事者同士の争いになり，駆け引き型交渉になってしまうことがあります．こうなると，勝者と敗者に分かれ，Win-Win な関係ではなくなります．そのため，人 対 人での交渉ではなく，人と問題を分離して，一緒に問題を解決することを相手と共有することが原則です．

【第 2 の原則：立場ではなく利害に焦点を合わせる】

　交渉の際に所属する部署の代表としての立場に焦点を合わせると，交渉は進みません．いったん立場を忘れて，問題解決のために全体の利害に焦点をあてて交渉することが必要になります．しかし，相手の立場を理解しなくてよいわけではありません．信念や見解などの相違を意識し理解しないと，交渉本来の目的からお互いの立場を守る方向に交渉の方向がずれていくことになります．

【第 3 の原則：互いに利益のある選択肢を考える】

　Win-Win な関係をつくることに焦点を置くには，複数の選択肢を考える必要があります．選択肢を考えるうえでの 4 つの阻害要因が知られています．まず 1 つめは「アイデアの切り捨て」です．交渉の場ではユニークなアイデアが出にくく，相手の問題点を探そうとする批判意識が働きます．2 つめは「単独の答えを探してしまう」ことです．多くの人は交渉のアイデアを出そうとするより条件の差を埋めることに終始する傾向にあります．多くの可能性の中から最も良いものを選ぶという優れた意思決定プロセスを無視することがあります．3 つめは，「パイの大きさが固定だという思い込み」です．交渉の対象になっているものを奪い合うと双方が考えていることがあります．4 つめに「相手の問題は相手が解決すべき」という考えです．この場合，Win-Win な選択肢を考えることは難しくなります．

　上記のような阻害要因をなるべく排除して，Win-Win な選択肢を選択することに焦点を当てる必要があります．

【第 4 の原則：結果はあくまでも客観的基準によるべきことを強調する】

　正当性があることは交渉において重要な点ですが，主観的な基準のみでは，結局「勝者」「敗者」の感情をつくるだけになりかねません．共通認識しやすい客観的基準を強調することで，交渉が進みやすくなります．

❷ 医療メディエーション技法

　医療メディエーションとは，患者と医療者の対話の促進を通じて，情報共有を進め，認知齟齬（認知的コンフリクト）の予防，調整を支援する関係調整モデルです．その目的は「解決」ではなく「関係構築」です．当事者 2 人の間にメディエーター（仲介・和解を行う人）が介入し，対話を促して問題解決を図る技法です．当事者同士

の交渉でも技法としては有効なため紹介します．ポイントはまず，第三者的な立ち位置で対話を促し，さらに自分の意見よりも，共感的に相手の話を促して一次的に自分のポジションを相手側に移動して聞くようにします．

　コンフリクト・マネジメントにはさまざまな技法がありますが，基本的には相手の考えを聞きだし，Win-Win な選択肢を幅広く示して，個人間・部署間の争いではなく，問題の解決に焦点を当てていくことが重要になります．

（土岐徳義）

● 参考文献 ●

1) 小西竜太：医療現場で働く管理職 1 年目の教科書，メディカル・サイエンス・インターナショナル，2018.
2) ロジャー・フィッシャー，ウィリアム・ユーリー 原著，金子宣夫，浅井和子 訳：ハーバード流交渉術（知的生きかた文庫），三笠書房，1989.
3) 和田仁孝，中西淑美：医療メディエーション─コンフリクト・マネジメントへのナラティヴ・アプローチ─，シーニュ，2011.
4) Tuckman BW：Developmental Sequence in Small Groups. Psycohol Bull, 63 (6)：384-399, 1965.

Q4 院内他科とスムーズにやりとりするには
どうしたらよいでしょうか？

A 各科の仕事を理解して，コンサルトは簡潔に行うことを心がけます．
共通のプロトコールなどを作成して，医師ごとに診療パターンが変わらない
ように工夫をするのも一つの方法です．

解説

　救急外来にはさまざまな患者が来院しますが，救急医がいればそれで完結すると
いうものでもありません．関係する各診療科の協力を得ることができてはじめて，
診断・治療に結びつくことも多いです．しかし，他科にコンサルトしても「うちの
科じゃない」とか「なんでもっと早く言わないんだ」などと言われた経験もあるで
しょう．そんなことばかり言われると，常にストレスがかかってしまいます．救急
医にとっても，他科専門医にとっても患者を治したいという思いは常に同じです．
できることなら気持ちよく働きたいものです．どうすればスムーズにやりとりする
ことができるでしょうか．

普段からコミュニケーションをとる

　救急からのコンサルトでしか会わない人もいるかもしれません．たまにしか顔を
合わせない人より，お互いをよく知っている人のほうが話は早いと思います．廊下
ですれ違うときに最低限挨拶はする．余裕があれば，「このあいだの患者さんの件
ですが，あれからどうなりました？」など，聞いてみるのも一手でしょう．また，
飲み会に参加するというのも意外と大事です．各病棟の飲み会に参加するのは気が
引けるようなら，救急の飲み会で各科に声をかけるというのも一つの手です．

各科の仕事を理解する

　救急外来は基本的には各診療科に依頼することが多いです．初期診療のマネジメ
ントをして，専門的な診断や治療は各診療科にお願いすることになります．救急と
しては当たり前のことをやっているわけですが，各科からしてみると，救急を支え
なければいけないという理解はしているのでしょうが，基本的には普段の業務の中
に急に仕事が降ってきた，という思いになることもあるでしょう．筆者も後期研修
医で内科をローーテーションしましたが，救急からの電話を受けたあと，検査や診療

に忙殺されて，救急から「まだ来ないのですか？」と催促の電話を受けることもときどきありました．救急にいると「なんでまだ来ないのだろう？」と遅いことにイライラすることもありますが，各科をローテーションすると，突然救急の電話がかかってきて「なんでこんなときに！」なんて不満に思うこともありました．いくら救急当番といっても普段の業務を減らしているわけではないので当然です．

コンサルトは相手のニーズに合わせて手短にする

最近，「コンサルト先はお客さまと思いなさい」という言葉を聞いて，なるほどと思いました．相手はお客さまなので，そのニーズに合わせて情報を提供するということになります．

相手が忙しければ，要点だけを簡潔に伝える必要があります．できれば1分以内が望ましいです．研修医が電話するプレゼンを聞いていると，「50歳男性が黒色便を主訴に受診しました．既往は〇〇と××があり，内服は△△があります．腹痛はなくバイタルは安定していますが，検査結果は□□でした．上部消化管出血が疑われますので，緊急内視鏡の適応についてご相談したいです」というものです．電話を受けたほうとしては，プレゼンを聞いている途中から「早く要件を教えてくれ！」となります．そのため，筆者は研修医にはまず一言目に目的を伝えるように指導しています．先程の患者だと，「50歳男性で上部消化管出血を疑うので緊急内視鏡の適応について相談したいのですが」と治療の適応についての相談であることから切り出し，相手が忙しそうならたいてい向こうから話を切り上げますし，余裕がありそうならもう少し詳しく話せばよいと教えています．

情報を簡潔に伝える手法の一つとして，SBAR（エスバー）という頭文字で覚えておくとよいでしょう（表4-3）．もともとは，アメリカ医療研究・品質調査機構（Agency for Healthcare Research and Quality：AHRQ）がチームステップスの中で提案したコミュニケーションツールで，どのような要素を伝えると効果的かを明示したものです．これらの要素が含まれていれば，まず大丈夫でしょう．

表4-3　SBAR

S	Situation（状況）	患者に何が起こっているか？
B	Background（背景）	患者の臨床的な背景は？
A	Assessment（評価）	問題に対する自分の答え
R	Recommendation & Request（提案と依頼）	問題に対する提案と相手に何をしてほしいか

患者だけでなく家族にも配慮する

コンサルトするときに忘れてはいけないのは，同伴の家族へのケアです．患者の状態を専門医にコンサルトして待っている間，家族はどうしているでしょうか．専門医が来るのが早ければよいですが，なかなか来ないこともよくあるでしょう．家族から「いつになったら方針が決まるのか？」と言われたことはないでしょうか．救急受診というただでさえ家族にストレスのかかる状況で，さらにわけもわからず待たされているのは相当ストレスがかかります．待たされている間にだんだん機嫌が悪くなり，専門医がやっと来た頃には家族が怒っているという状況は避けるようにします．専門医からすれば「なんで家族が怒っているんだ！」と不快になります．救急医からすれば，他患者の対応で忙しくて患者家族にかまう余裕はないかもしれませんが，家族にも「時間がかかるのでしばらくお待ちください」ということを伝えないと，専門医からも家族からも怒られることになってしまいます．あの救急医は家族の面倒もみてくれないのか，と専門医から言われてしまうので，家族へのケアは，実はとても大切です．

共通のプロトコールをつくる

各診療科とのトラブルのもととなるものに，同じ科でも医師ごとの好みで診療パターンが変わることがあります．同じ病態でも医師ごとに異なると，この時間帯では治療Aが先でも，別の時間帯だと治療Bが先ということもあるでしょう．もちろん，患者背景で治療などが異なることもあります．しかし，脳卒中，気管支喘息発作など，初期診療のガイドラインが存在していて，だいたいのパターンが決まっているものについては，各診療科と初期診療のプロトコールをつくっておくとよいでしょう．「最低限ここまでの検査と治療はやる」「コンサルトの基準をつくる」というだけでも，当直医のストレスが軽減されると思います．

コンサルトされた医師がなかなか来ないときの対策

救急医としては，コンサルトしたあとは早く専門医に来てもらいたいと考えます．前述したように，患者や家族を待たせることはトラブルのもとになりますが，専門医の立場からみるとどうでしょうか．コンサルトされても1時間経ったところで，患者の状態は大きく変わるわけではない，病棟回診を先にやらないと病棟患者の方針が立たない，などあると思います．救急外来にとってみれば，コンサルト待ちで患者が動かないと救急外来のベッド占有につながり，ひいては混雑の原因と

なります．救急外来のベッドを早く回転させることは，次の患者を受け入れるために必要なことです．ですから，コンサルトされた医師はできる限り早く来てもらいたいというのが本音です．

　それでもやはり何らかの都合で来てくれないことはあります．そのようなときは，まず再度連絡していつ頃来れそうかを確認し，それまでに救急外来でやれることはやっておきます．それでも時間がかかりそうなら，看護師など他職種から「患者・家族が説明を求めています」と催促してもらうのも効果的です．それでもなかなか来ないのであれば，上級医（医長や部長）に連絡して代理医師を手配してもらうなどがよいでしょう．

電話でのコミュニケーションの難しさ

　救急外来と他科のやりとりは，ほとんどの場合で院内の携帯電話を使うことになります．よく知られたことですが，コミュニケーションには言語的要素と非言語的要素があり，非言語的要素のほうが重要といわれています．電話では，要件は言語で伝えることになりますが，その口調や話し方，雰囲気などで相手に非言語的要素が伝わることも理解しておきましょう．自分では非言語的要素はなかなか気づかないものですし，face to face なら非言語的要素でカバーできることも，電話では誤って伝わるかもしれません．それが担当医の誤解を招くと，それを解消するのにさらにエネルギーが必要になりますので，できる限り丁寧にやりとりするよう心がけます．

救急外来は病院で共有するという姿勢

　救急外来からコンサルトを依頼するという立場上，コンサルトする側がコンサルトされる側より心理的に下にみられるという感覚はないでしょうか．救急外来で多くの患者を受け入れて診療することを，病院全体の方針として打ち出しているところは多いと思います．コンサルトされる側にとっては，予定外の仕事の依頼であり，常に気持ちよく引き受ける，とまではなかなかいかないかもしれませんが，双方にとって「救急外来患者について適切な診療をする」ということを病院の方針として認識しておく必要があると思います．

（近藤貴士郎）

Q5 看護師やメディカルスタッフなどの院内他職種とスムーズにやりとりするにはどうしたらよいでしょうか？

A 相互に尊敬し信頼できる関係性を構築することが，より良い救急部門をつくりあげるコミュニケーションの前提条件です．医師が円滑なコミュニケーションのために意識を変えることは重要です．

解説

診療における職種間連携の重要性

　患者が 24 時間 365 日，軽症から重症までひっきりなしにやってくる救急外来では，病棟での業務以上に他の医師や看護師，技師や事務スタッフとのコミュニケーションが大切になってきます．情報聴取をしながら効率よく診療を進めたり，診察をしている最中に新たな救急車への対応が必要となったりするために，自分一人で医療業務内容を限られた時間で行うことは不可能です．多くのスタッフの共闘で，われわれは救急外来を運営していることになります．

　緊迫した診療場面でのスタッフ間のコミュニケーションを想像するために，最たる例である心肺停止患者の蘇生を行う場面について考えてみます．チームリーダーの医師がいて，胸骨圧迫，採血，ルート確保と投薬，記録と複数のスタッフが同時に情報を共有するチームダイナミクスが必要とされるでしょう．アメリカ心臓協会（AHA）の蘇生テキストにおいても，蘇生の現場では落ち着いた口調で出された明瞭な指示，明瞭な応答とアイコンタクトを返し，作業を完了したらそのことを報告することで繰り返されるクローズドループコミュニケーション，情報の共有や建設的な介入などは，効果的なチームダイナミクスに必須の要素とされています[1]．心肺停止の状態に限らず，救急診療にはこれらの要素が常に必要となってくるでしょう．逆にこれらがうまくいかないと，蘇生の記録が取られていない，投薬のタイミングを間違う，指示した検査が行われていないなど，患者に不利益な状況になりえます．緊迫した状況でこれらが円滑に行われるためには，普段から救急診療に関わるスタッフが，お互いに良好なコミュニケーションをとれる関係性であることが重要です．

職種間の円滑なコミュニケーション

　筆者の施設の救急外来看護師スタッフに，どのような医師とコミュニケーションがとりづらいと感じるかを聴取してみると，「感情的になる」「威圧的な態度」「ルールを守らない」などの意見が，本当に多数聞かれました．職場における医師の不適切な振る舞いは 92.5 ％でみられている一方で，医師は看護師との関係性を相対的に重要視していないという報告もあり[2]，普段，看護師スタッフがいかに医師とのコミュニケーションにストレスを感じているかが垣間みえます．職場スタッフの不適切な振る舞いが，発生した有害事象の 67 ％に影響を与えていると回答された研究もあり，単にスタッフがやりにくさを感じているだけでは済まされない問題であることを認識する必要があります (図 4-2)[3]．安全で質の高い救急外来運営には，自身が円滑にコミュニケーションをとることができ，それらができていないスタッフに適切な介入を行える人材が求められています．

　医師はどのような振る舞いや行動を意識し，また行えるように指導すべきでしょうか．最重要点は，相手に対し尊敬の念を忘れずコミュニケーションをとることだと思います．看護師は医師とは違った視点で患者に接しており，救急外来でときどき疎かになる精神的なケアを行うことも，医師が聴取できていない情報や見落とした所見を得ていることもあります．また，チームとして有機的に動く際には医師の指示で採血や投薬を行ってくれています．自分たちができない部分をカバーしてくれている看護師に対し，どんな繁忙時にも威圧的にならずに接すること，意見には積極的に耳を傾け熱くならずに議論をすること，そして行ってくれた行動に対して感謝の言葉を忘れずにかけることは非常に大切です．判断や根拠を共有してくれ

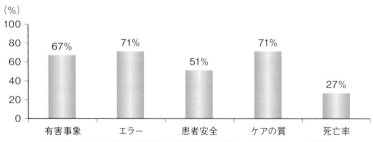

図 4-2　スタッフの不適切な振る舞いと臨床アウトカムへの影響

問：スタッフの不適切な振る舞いが臨床のアウトカムにどれほど影響を与えていると思いますか？（数字は「時々・頻繁に・常に」と回答した割合）

(Rosenstein AH, et al.：Jt Comm J Qnal Patient Saf, 34 (8)：464-471, 2008)

る，一緒に診察していると思わせてくれる医師は，非常に信頼でき働きやすいという意見もあり，相互尊敬と相互信頼を土台にした良好な医師-看護師関係を築くために，それらを常に意識することが求められるでしょう[4]．

　言葉だけでなく態度も重要です．カルテを入力しながら何かを指示したり，報告を聞いたりしていないでしょうか．有名なメラビアンの法則にあるように，相手に与える影響は言語情報よりも非言語情報のほうがはるかに割合が大きいです．自分では無意識のうちに，スタッフにコミュニケーションしづらい相手と思われるような態度をとっている可能性があります．スタッフと会話するときは，相手に正対してうなずきやアイコンタクト，表情や声色などの非言語情報に意識を向け，態度で相手への関心を示すことが望ましいとされます[4]．コミュニケーションしやすいスタッフには相互信頼が生まれ，必要なときには進んでサポートしてもらえたり，意見を聞いてもらえたりする可能性が高まります．看護師以外に放射線技師，検査技師や事務スタッフとのコミュニケーションでも同様であり，救急外来部門においては電話（PHSなど）でのやりとりが多く相手の顔が見えない状況になりがちですが，普段から会ったときに印象の良いコミュニケーションができていると，緊急で何かを依頼したいときにもスムーズに対応してもらえます．

　看護師と意見が異なり衝突したり，何かしら指導が必要な行動が見られたりした場合にはどうすべきでしょうか．この場合にも，すぐにその場で指摘し意見を押さえつけず，まずは相手の考えや立場，事情があることを理解するように努めましょう．ルールや理念と異なる行動を目撃したり，心ない言葉で中傷されたりすることもあるかもしれません．しかし，その場でそれを正そうとしても，お互いヒートアップした結果，不利益を被るのは患者になることがあります．この場合には理想を追いすぎずにその場は対処し，後日，部門の看護師長，主任レベルに相談し，部門運営チームとして対応を話し合うほうが良い結果につながります．普段から部門の管理職看護師スタッフと部門の良い点・改善点について，事あるごとに話し合ったり，定期的なミーティングに参加したりして部門運営について情報共有を行っていると，このような場合にも積極的に対応してもらいやすくなります．むしろそのような状況は点で生じることは少なく，部門に以前から存在する課題であったりします．チームとして救急部門全体の方針や課題を言語化し，目標や理想を共有してより良い救急外来を協力してつくり上げるため，**表4-4**のようなポイントで部門運営チームをつくり上げるとよいでしょう[5]．

表4-4 **医療現場でのチームマネジメントづくりのポイント**

☐ チームメンバーがチームマネジメントを理解して，意識的にチームづくりに参加する．
☐ チームの意思決定や方針，目標を共有する場を作る．
☐ 連絡・指示系統（レポートライン）を明らかにする．
☐ 専門職としての役割，チームの中での役割を明らかにする．
☐ お互いを名前で呼び合う（特に他職種間のメンバー）．
☐ 具体的な内容や客観的指標を用いて話す．
☐ 暗黙の了解は避けて，必ず言葉や文章，ルールにして確認する．
☐ 曖昧な内容について，躊躇なく質問ができる．
☐ トラブルやエラーを疑ったとき，他者の作業でもストップできる．
☐ コンフリクトが発生した場合は，人と問題を分離して考える．
☐ 業務上の不安や悩みを独りで抱えず，チームメンバーと共有する．

（小西竜太：医療現場で働く管理職1年目の教科書 あなたの悩みに答える24ケース，p.80，メディカル・サイエンス・インターナショナル，2018）

救急部門の質向上に向けた多職種連携

　救急部門を運営していると，課題が明確化され変化を起こさなければいけない状況になることがあります．それは，以前から存在するルールを現状に即したものに変えることや，曖昧にされてきたものをはっきりさせることかもしれません．どれも通常多くの人が関わり，場合によっては抵抗すら生じる変革を起こすことになるため並大抵の仕事ではありません．

　これらの変革には職種を超えたチームが必要であり，リーダーシップが求められます．変革には段階的なステップが必要であるとされ，ジョン・P・コッターは，変革に必要な8つのステップを示しています[6]．ここで紹介したいのは，はじめの3つのステップである，①危機意識を高める，②変革のためのチームを組織する，③変革のビジョンと戦略を立てることです．はじめに，現状救急外来で生じている問題が，病院もしくは患者ケアに対してどれほど不利益を起こしているかを客観的指標で示し，病院幹部や看護部に変革の必要性を理解してもらう必要があります．次に重要なことは，変革には必ずチームであたる必要があり，医療現場の場合には多職種連携でチームを組織することが必須であるということです．救急外来はさまざまな部門と関わりを持ち，救急部門の想いだけではなく，看護師や各科の意向も関わってきます．そのため，変革を実現するには「なぜそれが必要か」を明確にし，職種を越えた連携を強固にすることが求められます．また，チームメンバーの役割がバランスよく異なることが望ましいとされます．そしてビジョンと戦略を立て，

どんな未来を実現するかを明確にします．実現したい未来は具体的に言語化して共有することが望ましく，例えば，「救急車応需の電話時間を3分以内にする」「患者の待ち時間を2時間にする」など客観的にわかりやすい判断基準を設けることで，職種間で共通認識がつくられ，コミュニケーションに齟齬が生じにくく，実現により近づくでしょう．

　これらの実行の根底には，やはりチームメンバー間の相互信頼，相互尊敬をベースにしたコミュニケーションが必須であり，医師であるわれわれが強くそれを意識することが，より良い救急部門の質向上に直接つながっているということを覚えておく必要があると思います．

（荒川裕貴）

●**引用文献**●

1) American Heart Association：ACLS EP マニュアル・リソーステキスト，シナジー，2014.
2) Rosenstein AH：Nurse-Physician Relationships：Impact on Nurse Satisfaction and Retention. Am J Nurs, 102 (6)：26-34, 2002.
3) Rosenstein AH, O'Daniel M：A Survey of the Impact of Disruptive Behaviors and Communication Defects on Patient Safety. Jt Comm J Qual Patient Saf, 34 (8)：464-471, 2008.
4) 小倉 広：アドラーに学ぶ職場コミュニケーションの心理学，日経BP，2015.
5) 小西竜太：医療現場で働く管理職1年目の教科書 あなたの悩みに答える24ケース，メディカル・サイエンス・インターナショナル，2018.
6) ジョン・P・コッター：カモメになったペンギン，ダイヤモンド社，2007.

Q6 患者とのトラブルを防ぐためには どのような点に留意したらよいでしょうか？

A 救急外来は怒りを生みやすい現場です．怒鳴り散らす患者や酔っ払いの患者，質問攻めにする家族など，しばしば対応に苦慮するシーンに遭遇します．忙しい診療のなかでこうした対応が続くと，時に冷静さを失い，怒りの感情にのまれてしまうことがあります．怒りのままに診療を行うと，普段起こりえないミスをする，患者・家族との関係性がこじれてしまう，などの事態を招きかねません．そのため，われわれ医療従事者は，怒りの感情と上手に付き合っていく必要があり，その手法として，アンガーマネジメントに注目が集まっています．

解説

患者・家族が怒っているときの対応

救急外来には痛い，苦しい，眠れないなど，あらゆる症状を抱えた患者が来院します．つらい症状を押して来院した患者・家族にとっては，長い待ち時間，医療従事者の対応（自分は，いつもと変わらない対応をしているつもりであっても），高額な診察費など，怒りを生み出す要素が星の数ほどあります．怒り心頭に発する患者・家族に遭遇した経験が，読者の皆様にもあると思います．そのような場合，どのように対応するのがよいでしょうか．

まず，怒りの原因に目を向けてみましょう．怒りの背景には，怒りの根源となる感情（不安，苦しみ，恐怖，嫌悪，孤独など）が必ずあります．これらをひも解くことで，怒りの核心に触れ，少しでも怒りを緩和することができるかもしれません．

そのためには，自分が逆の立場だったらどうだろう，と想像することが重要です．「お腹が痛くてつらいのに，いつまで待たせるんだ」「愛する妻がこんなに苦しんでいるのに，自分は何もしてやれない．自分の無力さにイライラする」など，怒りの根源になる感情を推測できるかもしれません．

何に対して怒っているのかをできるだけ冷静に確認する

怒りに対して怒りの感情をもって対応しても，売り言葉に買い言葉で，お互いの怒りは増幅するばかりです．最悪，喧嘩別れという事態につながりかねません．

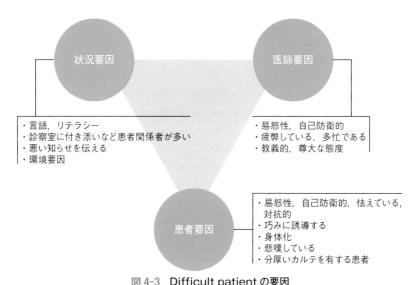

図 4-3　Difficult patient の要因
（Adams J, et al.：Emerg Med Clin North Am, 16（4）：689-700, 1998）

　そのため，何に対して怒っているのかを冷静に確認しましょう．怒りの原因がわ
かれば，自ずとわれわれがとるべき対応は定まってきます．待ち時間が長いことに
苛立っているのであれば，お待たせしたことに対して誠心誠意謝罪することで，多
くの場合は怒りが収まることを経験したことがあるのではないでしょうか．

　一方で，怒りの原因がわからないままにお互いモヤモヤした気持ちで診療を進め
ると，非協力的な態度をとられてしまい，本来得られる情報が得られないことがあ
ります．また，患者・家族の怒りに触発されて，怒りの感情を抱いたまま診療にあ
たると，本来しないような見落としやミスをすることがあります．これらは診断エ
ラーにつながり，患者にも，われわれ医療従事者にも不利益をもたらします．

陰性感情を抱いたときはアンガーマネジメントを行う

　嫌悪や不信，怒りといった陰性感情を引き起こす患者を"difficult patient"と呼
びます．外来を訪れる患者の 15％程度を占めている[1]とされ，救急外来ではこう
した患者への対応は避けられません．"Difficult patient"の要因は，状況要因，患
者要因，医師要因の 3 つから成ります（図 4-3）．医師が患者を"difficult"と感じ
る場合には，その要因を分析し，各々に適した対応を立てることが大切です[2]．

　一方で，こうした患者を相手に，冷静に対応することは骨の折れる作業だと思い

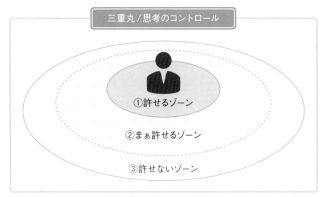

図 4-4　思考のコントロール
（一般社団法人　日本アンガーマネジメント協会）

ます．本来怒りというのは人間が持ち合わせている自然な感情であり，怒りをゼロにすることはできません．ところが，まわりを見渡してみると，自分では怒りが抑えられないようなケースでも，冷静に対応している人がいます．こうした人は，どのように怒りをコントロールしているのでしょうか．

　怒りと上手に付き合う手法として，アンガーマネジメントがあります．1970 年代にアメリカで生まれたとされる心理教育，心理トレーニングであり，怒らないことを目標とするのではなく，怒るときは怒る，必要のないときは怒らないよう，怒りで後悔しないようにすることを目的としています．アンガーマネジメントには，衝動のコントロール，思考のコントロール，行動のコントロールと呼ばれる 3 つのポイントがあります[3]．

❶ 衝動のコントロール

　怒りのピークは 6 秒で過ぎるといわれています．そのため，怒りの感情を抱いたら，一度席を外す，視線を外す，目を瞑るなど，各々に合った方法で「間をとる」ことが重要になります．その間に，自分の抱いた怒りの感情を客観視します．

❷ 思考のコントロール

　怒りはコアビリーフ，つまりこうある「べき」と考える自分の理想と現実とのギャップから生まれます．自分のこうある「べき」と考える範疇から逸脱した事象の場合，それが許せるものなのか，まぁ許せる程度のものなのか，あるいは許せないものなのか，を考えましょう（**図 4-4**）．

　また，自分のこうある「べき」とする基準は，ぶれないことが大切です．相手や状況によってぶれてしまうと，なにがきっかけで怒るかわからない気分屋の怒りん

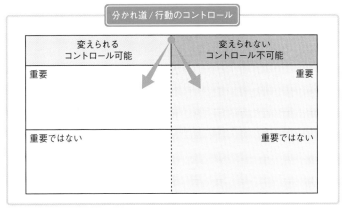

図 4-5　行動のコントロール
（一般社団法人 日本アンガーマネジメント協会）

坊と認識され，信頼をなくしてしまいます．

❸ **行動のコントロール**

　生じた事象は，変えられるものなのか，そうでないものなのかを判断します．変えられるのであれば，それを重要か否かに分け，重要であればすぐ行動に移し，そうでないのであれば，後回しにします（図 4-5）．こうして，自分の中でその事象について整理すると，少しずつ "まぁ許せる"，の範囲を広げることができ，怒りとうまく付き合うことができます．

不快にさせてしまったことに対する謝罪は有効である

　謝罪とは，「過失や罪を認めて，許しを求める」と広辞苑にあります．前述したように，われわれは無意識のうちに患者・家族を不愉快にさせてしまっていることがあります．医療従事者側に過失があると判断した際には，素直に謝罪することが，相手の怒りを収める良い手段になります．

　しかし，医療従事者側に過失がない場合でも，謝罪によって相手の怒りが収まることがあります．毅然とした態度で臨むことも大切ですが，不要な争いを避けるためにこうべを垂れることも必要なスキルかもしれません．

記録に残すことの大切さ

　時に患者・家族との解釈や感情のズレが，大事に至ることがあります．よくある事案として，医療従事者側は説明をしたが，患者・家族側は説明を聞いていないと

いうことがあります．直接的に患者へ害が及ばなかったとしても，法的手段に訴えてきた場合，われわれ医療従事者を守ってくれるものは何でしょうか．

　それは，診療録（カルテ）です．カルテは医師の診断過程や治療過程を証明する唯一の証拠であり，改ざんなどがなければ，法的に真実として認められます．時間のない救急外来診療ではありますが，取得した所見については陰性所見も含め記載し，また普段から説明した内容も記載する癖をつけることは大切です．また，看護記録も重要な証拠となるため，特にトラブルケースでは看護師にも記載してもらうようにしましょう．

（濱口　純）

● 引用文献 ●

1) Crutcher JE, Bass MJ：The difficult patient and the troubled physician. J Fam Pract, 11 (6)：933-938, 1980.
2) Adams J, Murray R 3rd：The general approach to the difficult patient. Emerg Med Clin North Am, 16 (4)：689-700, 1998.
3) 野口由紀子：総論I 医師こそ活用したいアンガーマネジメント．医師のためのアンガーマネジメント，pp.7-10, 日本医事新報社, 2019.

Q7 診断書を書いてと言われたら，どうしたらよいでしょうか？

A 　救急外来で記載を求められる可能性があるのは，主に警察用診断書と自賠責診断書になります．警察用診断書に所定の形式はありませんが，①診断名，②初診日，③すべての外傷部位，④全治見込み期間を記載します．診断書の治療期間が相手方の量刑にも寄与することに留意します．自賠責診断書は所定の形式に沿って記入します．公印が押されていないものは無効になるので，最後に忘れずに確認します．

解説

救急外来での診断書

　救急外来で記載を求められる可能性があるのは，主に人身事故に対する警察用診断書と，自賠責診断書になります．それ以外も含め，すべての診断書において公印が押されていないものは無効になるので，最後に忘れずに確認します．

警察用診断書

　警察用診断書を発行することで，事故は人身事故として扱われることになります．

　警察用診断書に特定の書式はなく，病院ごとに汎用の診断書で作成します．記入すべき内容は，①診断名，②初診日，③すべての外傷部位，④全治見込み期間です．交通事故の場合には，希望がなくても手続き上必要な書類になるので，全例即日その場で発行することを提案します．診断書の記載よりも実際に治療期間が長くなり，証明が必要な場合には，さらに追加した診断書を書く必要がありますが，追加の費用がかかることを事前に説明しておきます．

　また，相手がいる場合には，診断書の治療期間で，その量刑が判断されます（表 4-5）．

　一つの目安として，打撲 7 日，捻挫 14 日，骨折 28 日と記載するのを慣例としています（記載するのを迷った場合には整形外科医や指導医に相談します）．しかし，重症度によってはその限りではありません．30 日を超えると量刑がより重くなるので，根拠を持っての記載が望ましいと思われます．

表 4-5　交通事故の付加点数

例えば，追突事故で軽傷を負わせ，その責任の程度が重い場合は，一般的には基礎点数として安全運転義務違反の 2 点と，付加点数として責任の程度が重い場合の軽傷事故の 6 点とがプラスされ，合計 8 点と評価される．

違反行為に付する付加点数（交通事故の場合）		
交通事故の種別	交通事故が専ら当該違反行為をした者の不注意によって発生したものである場合における点数	左の欄に指定する場合以外の場合における点数
人の死亡に係る事故	20 点	13 点
傷害事故のうち，当該傷害事故に係る負傷者の負傷の治療に要する期間*が 3 月以上又は後遺障害が存するもの	13 点	9 点
傷害事故のうち，当該傷害事故に係る負傷者の負傷の治療に要する期間*が 30 日以上 3 月未満であるもの	9 点	6 点
傷害事故のうち，当該傷害事故に係る負傷者の負傷の治療に要する期間*が 15 日以上 30 日未満であるもの	6 点	4 点
傷害事故のうち，当該傷害事故に係る負傷者の負傷の治療に要する期間*が 15 日未満であるもの又は建造物の損壊に係る交通事故	3 点	2 点

*負傷者の負傷の治療に要する期間とは，当該負傷者の数が 2 人以上である場合にあっては，これらの者のうち最も負傷の程度が重い者の負傷の治療に要する期間とする．
（警視庁ホームページ：交通事故の負荷点数. 〈http://www.keishicho.metro.tokyo.jp/menkyo/torishimari/gyosei/seido/gyosei21.html〉）

自賠責診断書

　人身事故の診療には自賠責保険が適応されます．警察用診断書とは違い，所定の書式が存在するので，形式に沿って記載します．

その他の診断書

　それ以外の診断書に関しても，患者からの発行希望があれば原則断らないようにします．また，修正時には費用（改めて新しい診断書が必要になる）が発生するため，患者本人にまず本日発行することが必要なのかを確認してから作成します．夜間休日の救急外来で記載が可能な内容の目安としては，受診したことの証明と，診断が確定した疾患に関する一般論にとどめておき，あいまいな記載はしないように

します．治癒期間の証明 (特定の期日までに治る) についてはトラブルの危険性を考慮し，救急外来では記載を避けるのが無難です．また，休業期間の証明 (特定の期日まで休みが必要) については，診断が確定しない "疑い" の段階での発行は難しいため，どうしても必要な場合には，後日の平日日中の外来を予約し，対応を依頼するのが無難と思われます．

（河原加奈枝，綿貫　聡）

● **参考文献** ●

1) 羽成 守 監修，日本臨床整形外科学会 編：Q & A ハンドブック 交通事故診療 新版，2012.

Q8 心肺停止状態で搬送され死亡した患者では，死亡診断書？ 死体検案書？ どちらになるのでしょうか？

A 蘇生行為に成功すれば死亡診断書で，蘇生行為に反応がなければ死体検案書と考えることもできます．ただし，厳密な指針はなく，症例や地域によって対応が異なりますので，警察や行政と確認するのが望ましいです．

解説

　救命救急センターの救急外来で勤務した経験があれば，必ずといってよいほど心肺停止状態の患者が搬送されてきます．死亡確認まではスムーズにいっても，いざ書類を書くときになって，どうやって書くのが正しいのか悩んだことはないでしょうか．そんなときは，まず厚生労働省の『死亡診断書（死体検案書）記入マニュアル』を一読することをお勧めします．書類作成にあたっての留意事項が約 20 ページにわたり詳細に記載されており，厚生労働省のホームページから無料でダウンロードすることができます．毎年改訂されますので，最新版を参照してください．ここでは平成 30 年度版を参考にして解説します．

死亡診断書記入マニュアル上の使い分け

　死亡に関連する書類を作成するにあたり，まず死亡診断書か死体検案書のどちらかを選択しなければなりません．マニュアルにある「死亡診断書と死体検案書の使い分け」の項目を参照してみると，

> 医師は，「自らの診療管理下にある患者が，生前に診療していた傷病に関連して死亡したと認める場合」には「死亡診断書」を，それ以外の場合には「死体検案書」を交付してください．

と書いてあります．なんだ，そんな単純なことか！と思うかもしれませんが，実は数年前まではフローチャートになっていてもっと複雑でした．1 文に凝縮されたので一見単純なようにみえますが，そもそもこのマニュアルが CPA 患者を蘇生しながら救急搬送するといった事例を想定していないので，救急の現場に適応しようと思うと悩ましいケースに遭遇します．特に救急外来に CPA 患者が搬送されたケースで，筆者も当直医からどちらにすればよいかの相談をよく受けます．使い分けに

ついての厳密な指針は存在しませんし，監察医の有無など，地域によっても対応が異なるのが実情です．現実的には，対応に迷う事例では，関わった医師と警察や行政で協議して決めることになるでしょう．

死体検案とは？

そもそも，死体を「検案」するとはどういうことを指すのでしょうか．「検案」が通常の医療行為ではないので，救急に関わらない医師にとってはなじみの薄い用語かもしれません．検案の定義について，1999年の都立広尾病院事件に対する最高裁判決[1]では，

> 死体の「検案」とは，医師が死因等を判定するために死体の外表を検査すること．

とされ，日本法医学会用語集でも同様の定義がされています．検死ということもあります（同じ読みで「検視」という用語もありややこしいですが，検視は警察官が犯罪の嫌疑の有無を調べる作業として死体の状況捜査を行うことです）．外表の検査には体温，早期死体現象（死斑，死後硬直，体温低下，角膜混濁），頭頸部の外傷や索状痕の有無の観察，体幹部・四肢の外傷・骨折の有無の観察などがありますが，死因を判定するには外表の検査だけでは困難なことも多く，血液検査や死後CT，MRIなど画像診断を行うこともあります．死体に対して検案したときに交付する書類が，死体検案書ということになります．

心肺停止状態は患者？ 死体？

心肺停止状態（CPA）で搬送されたからといって死体というわけではありません．すでに死斑や死後硬直が出てしまっていて蘇生行為の適応にならないと判断されれば，それは死体に遭遇したものとして死体検案書を作成することになります．しかし，こういったケースはまれで，ほとんどは心肺停止状態の患者として蘇生行為を行うことになります．蘇生行為に成功する場合もありますし，蘇生行為に反応がなく救急外来でそのまま看取るケースも少なくありません．蘇生行為に反応せず死亡した場合に，死亡推定時刻が病院到着前と後から判明した場合など「当初は患者として蘇生行為を行ったが，結果的には死体だった」とする考え方もあるようです．蘇生行為に成功して病院で死亡した場合は死亡診断書としたほうがよく，蘇生行為に反応しなかった場合は死体検案書としたほうがよいとする文献[2]もあります．いくつか事例で検討してみましょう．

事例①

自施設に COPD で通院中の患者が，夜間に自宅で心肺停止状態となり救急
要請された．接触時は心静止（asystole）で，搬送後も蘇生行為を継続した
が，心静止のままで死亡確認となった．

　救急担当医としては蘇生行為が「自らの診療管理下」になりますが，心静止のま
まなので，来院時すでに死亡していたと考えて死体検案書を交付してよいでしょ
う．いつ死亡したかに関しては，死亡診断書記入マニュアルに次のような記載があ
ります．

> 「死亡したとき」は，死亡確認時刻ではなく，死亡時刻を記入します．

　つまり，「医師が死亡確認した時刻ではなく，死亡したと推定される時刻を記入
しましょう」ということになっています．しかし，この事例では，どの時点で死亡
したというかは悩ましいところです．現実的には，警察に検視を依頼して，死亡推
定時刻を割り出すことになると思います．
　なお，この事例では，死亡診断書記入マニュアルにも記載がありますが，自施設
の主治医が診察して「生前に診療していた傷病に関連する死亡」と判定できる場合
には，死亡診断書を交付することができます．
　これまで当該患者の診療を行ってきた医師は，たとえ死亡に立ち会えなくとも，
死亡後に改めて診察を行い，生前に診療していた傷病に関連する死亡であると判定
できる場合には，医師法第 20 条本文の規定により，死亡診断書を交付することが
できます．

事例②

老人ホームで，食事中に窒息して心肺停止状態となり救急要請された．救急
隊到着時は無脈性電気活動（PEA）であったが，気管挿管後に一時的に頸動脈
が触知できるようになったものの，まもなく心静止へと移行し，死亡確認と
なった．

　一時的ではありますが蘇生に成功した事例です．救急担当医の「自らの診療管理
下」にあり，食事中の窒息が原因と思われます．「生前に診療していた傷病に関連」

していると判断できるので，死亡診断書を交付できます．

　なお，窒息は一般的には外因死ですが，脳梗塞後遺症で嚥下障害がある場合など，内因性疾患が原因と考えられる場合には病死としてもよいでしょう．

> **┃事例③**
>
> 　近医に高血圧，糖尿病で通院中の高齢者が，寝室で心肺停止状態を発見されて救急搬送された．蘇生中の血液検査で心筋逸脱酵素の上昇がみられた．救急隊接触時より心静止で，病院到着後に一時的に総頸動脈が触れたが，まもなく心静止に移行し，死亡確認となった．

　一時的に蘇生に成功した事例ですが，「生前に診療していた傷病に関連」しているかどうかが問題になります．心筋逸脱酵素の上昇は胸骨圧迫などでも上昇することがあり，確実に心筋梗塞が起こっていたとはいえません．死因を確定できない以上は「生前に診療していた傷病に関連」しているとは断定できないので，死体検案書にしておいたほうがよいと思います．

（近藤貴士郎）

● **引用文献** ●

1) 最高裁判決（平成 16 年 4 月 13 日）．〈http://www.courts.go.jp/app/hanrei_jp/detail2?id=50058〉
2) 日本救急医学会 監修：救急診療指針 改訂第 5 版，p.754，へるす出版，2018.

Q9 帰宅時説明，時間外受診後のフォローアップはどうしたらよいでしょうか？

A 救急外来での単回の診察では，確定診断まで至らずに暫定診断となる場合があります．また，帰宅時に，さまざまな疾患についてすべて想定して説明するのは限界があることを患者側と共有し，帰宅指示書やフォローアップ外来を利用し，カルテに記載することが重要です．

解説

帰宅時の説明

「何かあったら来てください」ではなく，疾患の予想される経過や起こりうる合併症，再来の注意点などをできるだけ具体的に説明します．救急外来での単回の診察では，確定診断に至らないことが多々あります．確定診断に至らなかった場合は，暫定診断であることと，その疾患であった場合の経過，他に考えられる疾患の説明をすることが重要です．

帰宅指示書

帰宅指示書とは，よくある症状や事象に対し，標準的な内容を記載したものです．病院ごとに書式を用意している場合があります．メリットとしては，救急外来などで，患者の理解を確認するのに十分な時間が取れないところに，説明の補助材料として利用できます．複数の患者を同時に診察することが多い救急外来でも，迅速かつ確実な説明が容易になります．文書として患者に渡すことで，帰宅後に見返すことができます．

良い帰宅指示書として以下の点があげられます．
① 暫定診断である現段階で最も考えられる診断名とその説明
② 帰宅後の注意点（してほしいこと，再診が必要な場合）

文字だけの帰宅指示書を用いた説明をしても，患者側の理解度が低い場合があります．具体的な症状や，行ってほしいことは，イラストなどを交えたものにすると理解度が上がるといわれています．帰宅指示書に頼った標準化された説明がいつも正しいとは限らず，患者に合わせた個別の対応も必要です（p.36 参照）．

カルテへの記載

「何かあったら，きてください（有事再診）」だけのコメントではなく，カルテには説明内容と帰宅指示書を渡した旨を記載しておきます．救急外来には複数の医師が関わるため，再診時の説明内容がわかれば，問診や患者への説明が効率的に行えます．また，医師同士の情報共有にもなります．再診指示は，具体的な内容が望ましいです．

フォローアップ外来

暫定診断である場合は，フォローアップ外来を予定することが望ましいです．救急外来受診後は，原則翌日受診にしている病院もあります．フォローアップの方法は，再診の予約をするか，紹介状を作成して近隣の診療所・クリニックに依頼するかの選択肢があります．状況に応じて適した方法を選びます．再診の予定が組めない場合は，後日，自分で患者に電話連絡し，その後の経過を伺うことで，お互いの満足度が上がることがあります．

（米倉宏昭，綿貫　聡）

● 参考文献 ●

1) Roberts JR：ED discharge instructions：another chance to help patients and prove your worth. Emerg Med News, 28 (1)：17-20, 2006.
2) Hall KK, Tanabe P, Brice JH, et al.：A decade without progress：revisiting the readability of emergency department discharge instructions. Academic Emergency Medicine, 13：S94-S95, 2006.
3) McCarthy DM, Engel KG, Buckley BA, et al.：Emergency Department Discharge Instructions：Lessons Learned through Developing New Patient Education Materials. Emerg Med Int, 2012：306859, 2012.
4) 志賀 隆 編：考える ER ―サムライ・プラクティス，シービーアール，2014.
5) 讃井將満，志賀 隆 編：エラーを防ごう！救急 M & M カンファレンス，学研メディカル秀潤社，2013.

Q10 救急外来から他院への紹介をスムーズに行うにはどうしたらよいでしょうか？

A

救急外来から他院へ紹介するケースはいくつかありますが，重症や緊急の紹介では自施設で対応できない理由を明確にして，受け入れ先の知りたい情報を事前に提示します．また，後方病院との連携体制を整え，高齢者の社会的入院を転院させるルートを確保することが大切です．

解説

救急外来から他院へ紹介するケースとしては，緊急で治療が必要だが対応できない場合，紹介元へ返す場合，自施設が満床で入院できない場合，自施設での入院適応とはならないが社会的な理由で入院が必要な場合などがあります．緊急での治療を他院へ依頼する場合や紹介元へ返す場合はまだよいですが，救急患者を引き受けたものの，自宅へ帰れるにもかかわらず社会的入院が必要な場合にはよく遭遇します．救急外来病床の回転率を上げるためには，他院へスムーズに紹介することが必要です．どのようにしたらよいでしょうか？

他院へ紹介する際に必要な情報

前項Q2の「紹介患者のスムーズな受け入れを行うには」(p.206) では，自施設で受け入れるにあたって，他院からどのような情報が必要かを考えました．今度は逆に，紹介するにあたって相手がどのような情報がほしいかを考えてみます．

前項と異なる点は，紹介元が開業医なのか，救急外来なのかという点です．開業医から救急外来に紹介するのであれば，設備や検査も限られることが紹介理由となりますが，救急外来から他院へ紹介する場合，各診療科も揃い，設備や検査なども充実した総合病院からの紹介なので，受け手としては「なぜ対応できないのか」という理由を知りたくなります．そこで，紹介元の救急外来としては，病名や重症度といった患者情報とともに，2つの項目を追加しておくとよいでしょう (表4-6)．

一つは，自施設で対応できない理由を明確にすることです．「心不全のかかりつけで引き受けたが，満床でベッドの都合がつかない」「腹膜炎で緊急手術が必要だが，別の緊急が重なり対応できるスタッフがいない」といったことです．後述するように，誤嚥性肺炎や，腰痛などの社会的入院を後方病院に紹介する場合は，「重症患者用のベッドを確保するため」としてもよいでしょう．もう一つは，重症患者

表 4-6　他院へ紹介する際に必要な項目

- 年齢，性別，主訴
- 既往歴，内服
- 現在の病名
- バイタルサイン，意識レベル
- 自施設で対応できない理由
- 紹介先を選んだ理由

の紹介は同程度の機能を持った総合病院に紹介することになりますが，地域にそのような病院が複数ある場合は，なぜその病院を選んだかという理由が必要になることがあります．直近の病院であればそれでよいですが，少し離れた病院に紹介するときは，受け手の病院としては「なんでうちに？」という疑問を持つことになりますので，「患者の自宅の近くだから」や「直近の病院に断られて」といった理由を伝えるとよいでしょう．

高齢者を中心とした社会的入院の増加

　若年者であれば医学的には帰宅可能な病態でも，高齢者の場合は独居であったり介護者も高齢であったりして，自宅へ返すことが難しいケースがあります．例えば，インフルエンザであっても高齢者が罹患すると動けなくなり，自宅での生活が困難になります．介護者がいても高齢で，面倒がみれないといわれてしまいます．他にも，高齢者が転倒して，骨折はしていないのに腰痛があって動けない場合もそうです．

　特に救命救急センターのような三次救急医療機関で，こういうケースが搬送されてくることが増えています．高齢者が増加している以上，仕方ありませんが，高齢者で発熱や体動困難の場合，重症な疾患が隠れているかもしれないので，はじめから断るわけにはいきません．そこで，救急外来では重篤な疾患がないかどうかを判断して，医学的には入院適応ではないが，生活背景上，入院が必要な患者や，腰痛での経過観察入院が必要な患者などは他院へ紹介するという病院が増えています．

社会的入院を紹介できるルートの確保

　筆者の施設は三次医療機関ですが，上記のようなケースがここ数年で増加してきました．「断らない救急」を掲げる筆者の施設では，どんなに軽症にみえる症状でも引き受けることにしています．そこで，上記のように，救急外来で引き受けたけ

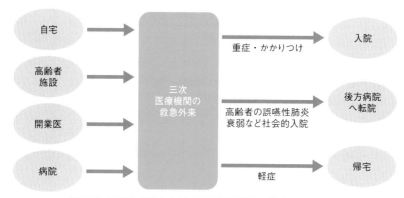

図 4-6　高齢化社会における三次医療機関の救急外来の役割

れども重症疾患はなく，自宅での生活が困難と判断された患者では，地域連携室を通してその日のうちに近隣の後方病院に紹介する取り組みを始めました（図4-6）．あらかじめ，近隣の病院にどのような疾患であれば受け入れが可能か，また時間外でも受け入れが可能かどうかを調べてもらいました．ここでは少し広い範囲で，診療科に偏りなく，できるだけ多くの病院と連携しておくのがよいです．患者の希望の地域や病院もありますし，冬季など，どの病院も混雑する時期では空床を探すことが困難になります．

　また，転院調整は，時間内では地域連携室に一任しています．これは実は重要なことで，救急外来にいる医師やスタッフが転院調整にまわると，その間の他の業務ができなくなります．診療情報提供書の作成は救急外来で行いますが，他院への問い合わせなどは連携室に任せることにしています．

　患者や家族にとっては，専門医が揃い，検査もスムーズな三次医療機関にはじめから受診する傾向がありますが，転院対象となった例に対しては，病院の機能別に役割があることを丁寧に説明し，理解と協力を得ることが必要です．十分に説明すればほとんどのケースでは転院に応じてもらえます．

　このように三次医療機関と後方病院で連携できる体制を整えることは，三次医療機関にとっては重症患者のための病床を確保することができますし，後方病院にとっても，三次医療機関で重篤な疾患を否定したうえで紹介されるので，安心して引き受けられるというメリットがあります．お互いにWin-Winな関係を築くことができます．

救急医療を維持するための地域レベルでの連携

　もはや一つの病院では救急医療が完結しない状況になっています．高齢患者の救急搬送が増加しているにもかかわらず，高齢者は軽症にみえても重症疾患が隠れていることもあり，三次医療機関に搬送されることも多くなっています．地域のセーフティネットとしての救急医療を維持していくためには，地域ごとに病院間の連携を維持する必要があります．

（近藤貴士郎）

Q11 救急車で来て帰る手段がない高齢者や，家族が介護困難で帰宅できないケースにはどう対応したらよいでしょうか？

A 　診断名にかかわらず，目の前の患者が帰宅可能か否かは，「生活が成り立つかどうか」も一つの判断軸として考慮します．介護の問題については地域包括支援センターに適切につなぐことが第一です．しかし，急場を乗り切ることが困難であれば，病状の悪化を防ぐために入院も選択肢としてあることを念頭に置いておきます．

解説

入院適応・帰宅判断は疾患による適応だけではない！

　今までの項で疾患（disease）による入院適応について理解されたと思います．しかし，救急外来からの帰宅後に再受診となるリスクには，疾患の側面だけではなく，生活環境や，社会的なサービス介入の有無が密に関わっています．その情報を適切に統合，評価することが，入院適応の評価，または帰宅する際のフォローの方法にまでつながります．

　実際の臨床では，「疾患（disease）の適応だけではない入院」が多くあることを経験しますが，まず，次の問いについて考えてみてください．

　Q1. 次の症例のうち，入院適応がありそうなのはどちらでしょうか？

> A：「排泄はオムツ，自力で起き上がるのも困難な高齢者が肺炎になった」
> B：「これまで自立した生活をしていた高齢者が腰椎圧迫骨折になった」

　この質問を聞いて，なんとなく「Aのほうが入院になりそうだ」と考えませんでしたか？　それはAの高齢者はもともと動けないからという感覚的な評価によるものと考えられます．しかし，この質問が次のようになるとどうでしょうか．

Q2. 次の症例のうち，入院適応がありそうなのはどちらでしょうか？

> A：「廃用のためもともと ADL 全介助であり，要介護 5 の認定を受けていて，強化型在宅療養支援診療所の往診医が介入，定期的な訪問看護も導入している．妻，長女家族と同居している 88 歳男性．A-DROP：1 点（年齢のみ）の誤嚥性肺炎」
>
> B：「これまで特に定期的な通院もせずにご飯は近くのスーパーの出来合いのもの，もしくはカップ麺などを食べていた．独居，近くに身寄りもいない 82 歳男性．歩行も困難なほどの疼痛のある圧迫骨折」

　この質問であれば，B のほうが入院になりそうだと考える人も多いのではないでしょうか．Q1 と Q2 の間で加わったのは，生活環境や，社会的なサービス介入の有無に関する情報です．B のようになんとか生活を成立させていた虚弱高齢者の場合，疾患に罹患することで現在の生活が成立しにくくなり，仮に無理に帰宅させたとしても，帰宅後再受診のリスクが高いかもしれません．

　しかし，入院することにも機能低下のリスクがあり，認知機能の低下，廃用の進行などの入院関連機能障害が生じることが知られています[1]．外来帰宅後の再受診，環境による疾患の悪化となるリスクと，入院による機能低下のリスクを比べながら入院適応をよく考えることが，特に高齢者では必要です．

患者の社会的な状況について網羅的に情報収集しよう

　前述したとおり，入院適応，帰宅判断，その後のフォローを考えるうえで，生活環境や社会的なサービス介入に関する情報が必要です．これはプライマリ・ケア領域では「BPS アプローチ（Bio-Psycho-Social アプローチ）」と評される臨床的方法論に通じるところがあります．「BPS アプローチ」は，1977 年に Engel が biomedical model（生物医学モデル）に対比する疾患モデルとして提唱した bio-psychosocial model（生物心理社会モデル）を基に，McWhinne らが患者中心の医療の方法として練り上げた臨床的方法論です．BPS アプローチの手法として，最初に"患者の病の物語と生活をとりまく状況を明らかにする"ことが必要と述べられています．救急外来で取る情報の具体例を表 4-7 にまとめます．この辺りの情報を網羅的に聴取することで，病気を疾患（disease）のみではなく，患者の病い（illness）として把握することが可能となり，正確な入院判断を行うことが可能となります．

表 4-7 BPS モデルに即した情報収集

生物学的側面 (Bio)	・既往歴/併存症　・アレルギー歴　・BADL/IADL[*1] ・医療器具の使用 (HOT，呼吸器の使用，尿カテーテルの使用など)
心理的側面 (Psyco)	・死生観 (Advanced Care Planning など) ・病気の捉え方 (「かきかえ[*2]」を用いるなど)
社会的側面 (Social)	・喫煙/飲酒歴　・職業歴 ・同居家族/キーパーソン (場合により家族図) ・自宅環境 (自宅居室までのアプローチ，階段/エレベーターの有無など) ・要介護度/介護サービス (訪問看護や訪問介護，通所サービスの使用・福祉用具の使用など)

*1：BADL (Basic Activity of Daily Living：基本的日常生活動作) と IADL (instrumental ADL：手段的日常生活動作) は日常生活を送るために最低限必要な日常的な動作のことを指し，高齢者や障害者の方の身体能力や日常生活レベルを図るための重要な指標として用いられている．覚え方として DEATH/SHAFT のようなものがある．具体的には，下記の内容である．
D：着替え (Dressing)，E：食事 (Eating)，A：移動 (Ambulation)，T：トイレ (Toileting)，H：整容/風呂 (Hygiene)，S：買い物 (Shopping)，H：清掃 (House-keeping)，A：金銭/服薬の管理 (Accounting)，F：料理 (Food preparation)，T：公共交通機関の利用 (Transport)．
*2：患者に「病い (illnesss)」の語りを聞き出すための一つの方法論．か (解釈)，き (期待)，か (感情)，え (影響) に関して聞くことで，患者の病気に対する考え方の理解につながるとされている．

地域包括支援センター，院内の医療ソーシャルワーカーなどを適切に利用しよう

　適切な情報収集をすることで，その人にとって帰宅困難な理由が明らかになります．

　帰宅困難な理由が，「家に帰ったあとの病気の変化・悪化が心配」などの心理的 (Psycological) な要素であれば，「適切な情報提供 (帰宅後に起こると考えられる体調変化の説明・適切な再診タイミングの指示など)」「短い間隔での外来フォロー」「かかりつけ医への情報提供書類」などの疾患説明や，その後のフォローの工夫で帰宅できる可能性があります．

　帰宅困難な理由が，「社会的サービスが足りない，もしくは自宅環境が整わない，介護力が足りないことによる自宅での療養が困難」などの社会的 (Social) な要素である場合，社会的な入院を考慮する必要があるかもしれません．社会的入院では，院内の医療ソーシャルワーカー (medical social worker：MSW) などと連携しながら，在宅療養に関わる種々の調整，具体的には「介護保険申請，ケアマネジャーの選定，訪問介護・リハビリ・看護・薬剤・診療などの要否の判断，通所サービス

の要否の判断，福祉用具の貸出・住宅改修の計画など」を行うこととなります.

　救急外来など救急診療の場で診療をしていると，その場では社会的にも帰宅可能ですが，将来的にみて生活が困難となりそうな事例にも遭遇すると思います.

　具体的には次のような事例です.

┃事例

> 88歳男性．独居，特記すべき既往もなく，病院通院もしていない．最近認知症が進み，公共交通機関に乗ることは難しくなってきた．家でも同じ服を着て，風呂にも入らないことのほうが多い．今回，上気道炎に罹患して近くに住む長女が連れてきて来院．長女の助けを借りれば診察室までも歩行可能である．

　この場合，医学生物学的（Biomedical）な入院適応はなく，また社会的（Social）な点でも近くに住む長女が数日様子を見に行くことさえできれば，自宅療養が十分可能と考えられます．しかし，このような事例ではしばしば，家族より「今後の生活が不安なので入院させてくれませんか？」と頼まれることがあります．そういったときの家族への説明に，「そのような自宅での療養の相談を受けてくれる『地域包括支援センター』に相談してみるのはいかがですか？」と具体的な方策を示すことが不要な入院を避ける一つの助けになります.

　『地域包括支援センター』は「地域のよろず相談所」であり，全国に約5,000ヵ所設置されています（市役所に付随していることが多いですが，外部に委託している場合もあります．その地域の包括支援センターがどこにあるか，近隣だけでも把握しておくのも一つの方法でしょう）．主な業務は介護予防支援と包括的支援事業に分かれますが，要するに「地域の中で困ったことは地域で解決しよう」というイメージで，介護保険申請から，ケアプランの作成，高齢者虐待など横断的に相談に乗っています．「介護面で困っていることがあれば，まずは地域包括支援センターに相談してください」と説明するのも一つの方策だと考えられます.

（岩浪　悟，綿貫　聡）

● 引用文献 ●

1) Covinsky KE, Pierluissi E, Johnston CB：Hospitalization-associated disability："She was probably able to ambulate, but I'm not sure"．JAMA, 306 (16)：1782-1793, 2011.

Q12 救急患者数を増やすにはどうしたらよいでしょうか？

A 救急隊や地域からの搬送のハードルを下げるとともに，患者数の増加や混雑に対応できる体制づくりも同時に進めていくことが必要です．

解説

平成 29 年の全国の救急搬送件数は 634 万件で，最近は年 2％前後のペースで搬送件数が増加しています．地域によっては増加のペースは若干の差があるものの，減少している地域はほとんどありません．したがって，何もしなくても 2％程度は増加するということになります．

救急部門は救急受診患者数や救急搬送数が数字で出るうえに，他施設との比較も容易なので，上層部からのプレッシャーを感じることもあるでしょう．逆に，数字で出ることをうまくモチベーションに活かして運営にあたりたいものです．こうすれば必ず増える，というものはありませんが，どうすれば救急患者を増やせるかを考えてみます．

救急車を断らない

当たり前のようで難しいのが「救急車を断らない」です．どの病院でも応需率 100％を達成するのは至難の業でしょう．それまでの不応需の要因は何でしょうか．まずその検討から入り，改善可能なものから改善していきましょう．よくある要因としては，①重症患者の重複，②専門外，③ベッド満床などです．

重症患者の重複が問題であれば，救急外来のベッドを増やす，スタッフを増やす，あるいは救急外来の回転率を上げる，ということで改善できそうです．専門外が理由での不応需が多いなら，自施設での対応が難しければ他施設との連携が必要になってくるかもしれません．病棟ベッドが満床ということであれば，とりあえず収容しておいて，入院が必要だという判断であれば他院へ搬送ということでもよいでしょう．

それらに加えてもう一つ，救急車を断らないためには，救急外来の雰囲気づくりがとても大事だと思っています．筆者は今まで複数の施設で勤務してきましたが，応需できるかどうか悩ましい事例が発生したときも，周りのスタッフが「それは断っても仕方ないよ」という施設と，「とりあえず受けて考えようよ」という施設が

ありました．救急車の電話を受けている身としては，後者のほうが背中を押された感覚があり，受け入れやすくなります．完全に救急車を断らないのは無理でも，断らない雰囲気づくりは可能です．断らない雰囲気が浸透すると，不応需が自然と減っていくことと思います．

救急隊にとっての搬送のハードルを下げる

　救急隊が病院の選定をするにあたって，専門治療が必要な場合は特定の病院に搬送することになりますが，一般的な症状で要請されて，近隣の同じような距離に複数の搬送先候補がある場合に，自分の病院を選んでもらうことが重要になります．このような場面では，救急隊にとっては病状だけを考えるならどの病院に搬送しても同じなので，心理的に自分の病院を選んでもらうように仕向ける必要があります．救急隊に「あの病院ならたいていなんでも受けてくれるし，搬送先で嫌な思いをしない」と思わせることです．これには心理的なハードルを低下させる必要があります．

　心理的なハードルを下げるには，一つは収容依頼の電話は簡潔に済ませることです．救急隊は現場活動時間をできるだけ短くしようと努力します．救急隊からの収容依頼に対応するとき，必要以上に時間をかけすぎてはいませんか？救急隊からの収容依頼の電話は，自施設で収容できる患者かどうか，救急外来で受け入れるときに特別な準備が必要かどうかを判断するだけですから，大まかな症状の経過とバイタルサインがわかれば，それ以上は必要ないはずです．あとは来院してから必要なことはさらに聞けばよいわけです．「あの病院に電話すると話が長い」と思われると，救急隊としても電話しにくくなりますよね．救急隊から聞いた話ですが，電話対応が悩ましい医師もいるそうで，そのような情報は救急隊の間で情報交換されるそうです．

　もう一つは，あいまいな症状や，社会背景的にややこしい人も快く受け入れることです．例えば，「なんだかよくわからないが動けないと言っている」「住所不定」「身寄りになる人がいない」などです．これは病院側にとっては負担となることですが，救急隊にとっては受け入れてくれる病院ほどありがたいと思えることはないでしょう．

　また，普段から救急隊に気持ちよく接することを心がけておくことも大切です．あの病院に搬送すれば，わからないことを教えてもらえる，足りなかったことを指導してもらえる，という関係を築いておくと，救急隊にとって搬送するメリットになりえます．

地域からの紹介のハードルを下げる

　救急外来は，その地域の開業医や他病院からの紹介や転院の窓口となることもあります．Walk-in（独歩）での紹介は，施設により一般外来の初診窓口で受け入れる施設もあれば，救急外来で受け入れる施設もあると思います．筆者が今の施設に来て，walk-in も含めて紹介患者の電話を救急外来で受けるようにしました．そうすると，地域の開業医の先生方から「受け入れがスムーズになってありがたい」という声を多くもらいました．自分としては，受けた電話の内容を聞いて「はい，どうぞ来てください」と当たり前のことをしているだけなのですが，これまで一般外来に電話が回っていたときは，複数の問題を抱える患者の場合，どの診療科で対応するかを検討するために時間を要するという不満があったそうです．確かに救急外来で受けるようにすれば，どの問題を優先的に解決するかも判断できるので，開業医にとっても紹介しやすいのではないかと思っています．

Overcrowding に対応できる体制をつくる

　多くの救急外来が過剰な混雑，いわゆる overcrowding に悩んでいます．救急外来がいっぱいになると，せっかくそれ以上の救急車を受け入れたくてもスペースがなく，結果的に不応需の発生につながり，救急患者の取りこぼしになるので対処する必要があります．

　混雑の原因は患者数の増加だけではなく，救急外来での長時間滞在にもあります．高齢者の救急利用が増えるとどうしても検査が多くなり，救急外来での滞在時間が長くなってしまいます．滞在時間が長引けば，それだけ救急外来のベッドを占有することになります．さらに，コンサルトされた医師がなかなか来ず方針決定までに時間を要する，入院が決まってからも病棟に移動するまでに時間を要するなど，病院によって長時間滞在の要因を探る必要があります．

　患者数に関しては，病院の努力でなかなかコントロールできるものではありません．多くの患者が救急外来に来てしまったものはどうしようもありません．なんとかして（言い方は悪いですが）捌くしかないのです．平日でも同時に救急車が何台も来たり，walk-in 患者が立て込んだりという時間帯があるかもしれません．今は落ち着いていても，10 分後には混雑しているのが救急外来です．例えば，ある病院では待ち時間が 1 時間を超えると院内放送で応援要請がかかるそうです．筆者はスタッフの不足を感じたときに，研修医で手の空いている人を探したり，ICU 部門から応援に来てもらうようにしています．看護師も不足しているときは，病棟

からヘルプで来てもらうことにしています．救急外来は病院全体で支える部門ですから，うまく上層部を巻き込んで応援を呼べるシステムを構築しておくことが重要と考えます．

どこまで増やせる？

　救急患者を増やせというプレッシャーが上層部からかかってきて，前述のような努力をし，幸い救急患者は想定を超えるペースで増加したが，スタッフや設備が追いついていないと，どこかでブレーキをかける時期がくるかもしれません．スタッフが疲労してしまっては元も子もないわけです．人員や設備には限界があります．

　救急搬送患者を抑制するというのはなかなか難しいかもしれませんが，walk-in患者は「選定療養費」を加算することで抑制できたという報告[1]があります．これは，救急車を使わず初診患者で軽症だった場合に一定額を加算することで，安易な救急外来受診を抑制しようという制度です．もし導入されていないのであれば，検討してみるとよいかもしれません．

（近藤貴士郎）

● 引用文献 ●

1) 石橋 悟：時間外選定療養費導入の効果. 日本医療マネジメント学会雑誌, 19 (1)：20-23, 2018.

Q13 どのように診療物品を揃えたらよいでしょうか？

A 物品の数が多くなりがちなので，自施設での患者層や重症度を把握して揃える診療物品を検討し，管理しやすい工夫をします．高額な機器は費用対効果をもとに交渉するとよいです．

解説

読者の施設の救急外来では，常に最新の診療物品や医療機器を揃えているでしょうか．患者を診療していて，「こんな物品があったらよいのに！」と思ったことはないでしょうか．救急部門がすでにあって，専属医が数多くいるような救急外来ならともかく，これまで当番制で運営してきて，これから救急外来を立ち上げようという施設では，すべてが過不足なく揃っているという救急外来はおそらくまれでしょう．揃えたくても予算の関係であったり，診療物品管理を統括する人材が不足していたりして，思うようにいかないこともあるかもしれません．ここでは，どのように診療物品を揃えればよいか，診療物品を管理するうえでの注意点などを解説します．

自施設での患者層，重症度を把握する

まずは，自施設での患者層を把握する必要があります．例えば，小児がそれなりに来るような救急外来では，小児用の点滴セット，バッグバルブマスク (bag valve mask：BVM) や挿管チューブなど，気道管理物品を常備しておく必要があります．救急外来で外傷を受け入れるとしても，ちょっとした縫合や簡単な用手整復，シーネ固定レベルなのか，それとも重症外傷や多発外傷も受け入れるのかによって，揃える診療物品が変わってくるはずです．

また，救急外来の規模も重要です．物品が増えてくると置く場所の確保が問題になります．超音波診断装置（エコー）は，今や救急外来診療にはなくてはならないものですが，救急外来の全体の広さや処置室の大きさによって据え置き型がよいか，あるいは持ち運びが容易な小型のものがよいかは変わってくるでしょう．患者やスタッフの動線を妨げないように配置できるかということも重要です．

表 4-8　DAM*カートに必要な物品の例

・喉頭鏡ブレード	・ビデオ喉頭鏡
・ブジー	・喉頭ファイバースコープ
・声門上デバイス	・外科的気道確保器具

*DAM：Difficult Airway Management
（志賀 隆ほか監修：必勝！気道管理術 ABC ははずさない，p.132，
学研メディカル秀潤社，2015）

気道管理物品は必ず常備する！

　頻度はそれほど多くありませんが，予期せぬ気道トラブルは適切に対処しなければ命に関わる緊急事態です．気道トラブルですから一刻の猶予もありません．気道管理物品は，必ず救急外来に常備しておく必要があります．

　気道管理物品といえば何を思い浮かべますか？ BVM，喉頭鏡に挿管チューブあたりでしょうか．ほとんどのケースではそれで対処できますが，気道トラブルは挿管困難や換気困難であることもまれに遭遇します．そのようなときに，次の一手（二手くらい準備してもよい）となるものを常備しておく必要があります．

　これらは使用頻度が少ないだけに使い慣れないかもしれませんが，いざ使うときは間違いなく緊急時ですので，定期的にシミュレーションなどで使い方を確認しておき，医師も看護師もそれぞれの器具に精通しておく必要があります．また，誰に指示してもすぐに必要な器具を患者のそばに持ってくることができるように，気道緊急カート（DAM カート）として定位置を決めておくとよいでしょう（表 4-8）.

各診療科と調整して共通の物品を揃える

　診療物品の管理がしやすいという点では，なるべく物品の種類は少なければ少ないほどよいことになります．しかし，救急外来の特性上，対応する患者や疾患の幅も広いし，関わる医師も多くなります．その分，必要な物品の種類や数は多くなってしまいます．少しでも種類や数を減らす工夫が必要になります．

　救急外来はあくまで初期診療ですから，患者は救急外来での診療後に各診療科外来を受診することになります．例えば，創傷処置後の被覆材や，鼻出血での挿入物品，骨折後の固定材など，救急外来での処置後そのまま外来で使うようなものは，各診療科と相談して共通で揃える必要があります．専門医にとって使い慣れているもののほうが管理しやすいし，患者にとってもメリットになります．もし診療科内の医師ごとに物品の好みがあるようなら，可能であれば診療科内で調整してもらうようにしましょう．

高額なものは費用対効果を見積もる

　エコーを例にとってみます．エコーも毎年のように新製品が出され，しかも性能が格段に良くなってきているので，今あるエコーがすぐ古く見えるようになってしまい，ついつい新しいものが欲しくなるかもしれません．しかし，数千万円もする機器をそうそう短期間で買い換えることも予算的に困難です．上層部と交渉することが必要になります．では，その交渉材料として何が必要でしょうか？

　一つは，その必要度です．どうして古い機種ではだめなのか，新しい機種のどのような機能が必要だから欲しいのかを明確にしましょう．救急外来では，エコーは研修医を含めて多くの人が使用します．救急外来診療にはエコーの必要度はますます高まっています．かつては心エコー，腹部エコーがあれば十分だったかもしれませんが，今では肺エコーも普及してきましたし，表在エコーを使って血管穿刺や異物確認を行うこともできるようになってきました．世間が求める診療レベルに追いつくには機種も新しいほうが望ましいといえます．

　もう一つは，エコーでどれくらいの診療報酬を得ることができているかということです．こちらのほうが，経営を重視する上層部にとっては重要かもしれません．エコーが1ヵ月に何回使われていて，診療報酬としていくら入っているかということは，電子カルテがあればすぐに計算可能です．新機種を購入した場合に，新しい機能を使うことでどれくらいの件数の増加が見込まれるのか，どれくらいの期間で元が取れるのか，といったことは交渉するうえで必須の材料となります．

物品管理のしやすさも考える

　診療物品を購入するのは医師ですが，日々の管理や整理をするのは看護師が担当している施設が多いと思います．救急外来専属の看護師もいれば，ときどき応援にくる看護師もいますし，異動も多い職種です．診療科ごとに物品をまとめることや，什器やケースにラベリングするなど，人が入れ替わっても「何がどこにあるかがすぐわかる」ように工夫しておくことが望ましいです．「胸腔ドレナージの準備を！」と指示したときに，いつ誰がやっても同じように動けるようにすることは，医師にとってもストレスの軽減になりますし，患者にとってもメリットになります．

　不要な物品は定期的に整理することも大切です．物品を揃えていくと，そのときは必要と思われたのに時間が経過して不要となることがあります．例えば，数年以上使用していない物品を廃棄することや，使用頻度の少ないものは定数を減らすと

いったことができます．空いたスペースを新しい物品の配置に使うなど，活用することにつながります．

（近藤貴士郎）

● **参考文献** ●

1) 志賀 隆，林 寛之 監修：必勝！気道管理術 ABC ははずさない，p.132，学研メディカル秀潤社，2015.

<hr>

Column 1 　　救急外来でも収益を

　救急外来部門は，一般的に採算性があまりよくないといわれています．しかし，公立私立問わず病院経営にも厳しい目が注がれるなか，採算を少しでも改善するようにという上層部からのプレッシャーを感じることは多いと思います．採算についてのことはすべて幹部や事務任せにするのではなく，ある程度は現場の立場としても知っておく必要があります．

　例えば，救急外来でよく施行される酸素投与や心電図モニターも算定できることがあります．一つひとつの診療報酬点数はあまり高くはありませんが，算定漏れがあると一定期間でみれば大きくなりますので，算定の取り忘れのないようにします．平成 30 年（2018 年）度の診療報酬改定では，夜間や休日で一定の条件下でトリアージを行うと算定できる「院内トリアージ実施料」が 100 点から 300 点に増点されるなど，救急外来部門としても収益面で有利な改定がされています．

　事務と相談してみるのはもちろんですが，看護師のコスト意識は高く，収益につながる情報を知っていることもあります．多職種の知恵を集めて収益を高める工夫をしていきたいものです．

（近藤貴士郎）

Q14 救急医に来てもらうにはどうしたらよいでしょうか？

A ターゲットを絞って募集するとともに，受け入れのための院内体制を整備しておきましょう．

解説

　本書は，非専門医が救急外来診療を任されることになったときに活用してもらうことを想定しています．しかし，自分の専門外の患者をみる不安や，消防との連携，災害対応など慣れないこともあるでしょう．やはり救急医に来てもらって一緒に救急外来を構築していくことがよいと思います．院内に救急部門があればよいですが，なければ外から募集するしかありません．救急医の数は全国的に少ないうえに，救急外来に専属医が欲しいという病院のニーズは高まっているので，救急医を取り合っているというのが現状です．ここでは，どうやって募集するか，募集するにあたりどのような準備をすればよいかを解説します．

救急医を募集する

　ひとくちに「救急医」といっても働き方はさまざまです．ERを専門にする「ER医」，ICUを専門にする集中治療医（ICU医），外傷を専門にする外傷外科医など，個人によって専門性が異なります．救急外来ということであれば，やはりER医を募集するのがよいでしょう．

　ところが困ったことに，新専門医制度では「救急科専門医」はありますが，ER医という名称はなく，肩書を見ただけではERを専門にしているかどうかはわかりません（個人的にはERもそれだけで十分専門性があると考えますが）．では，どうしたらER医をターゲットにして探すことができるのでしょうか．

　一つは，ER医の団体に参加することです．EM Alliance（EMA）[1]はER医やER専門でなくともER型救急に関心のある医師で構成されています．ホームページではER医のいる施設の紹介をしていますし，年2回のmeetingやメーリングリスト（ML）による情報交換もしています．EMAに参加するとホームページで施設紹介ができますし，meetingでは不定期にジョブフェア（meeting参加者にむけてER医募集のプレゼンテーションをしたり，ブースを設置できる）を行っていて，MLでも会員向けに施設の紹介や救急医募集を呼びかけることができます．

募集するにあたり院内体制で整えておきたいこと

　ここでは，救急医の立場から職場を探しているという想定で，どのような条件があれば勤務を考えてもよいか，ということを書いてみたいと思います．筆者自身が，救急外来に外部から1人で赴任するという経験をしたときに，どういう点を参考にしたかという個人的な経験に基づいています．病院の雰囲気や人との相性などは見学などをしないとわかりませんが，救急医に来てもらいやすくするために病院側としてあらかじめ整備できることもあると思います．救急部門はとてもストレスのかかるところなので，いかに負担のかからないようなシステムになっているか，あるいはそのようなシステムを構築していくことができるか，ということが鍵になります．それこそが，救急医の能力を最大限に発揮することにつながります．

病院全体で救急を支えるという方針はあるか

　最も大事なことは，病院全体で救急を支える風潮があるかということです．院長をはじめ，幹部の理解が得られているかというところは大事でしょう．もっとも，救急医を募集するくらいですから「病院の方針として救急に力を入れる」ということは当然でしょうが，なかには「研修医の面倒をみてくれる人がいない」「とりあえず救急に人が欲しい」といったこともあるかもしれません．救急外来は何かとトラブルの多い部署です．患者とのトラブルが大ごとに発展したときや，他科と診療方針で衝突したときに，上層部が関わってくれることは救急医にとっても心強いものです．救急医はトラブルの仲裁には慣れているはず（?）ですが，それでも最後の最後に頼れる手段があるかないかは大きく違います．

　救急医にとっては，その病院の中に科をまたぐような横断的な診療科がすでに存在しているか，というところは注目すべきです．例えば，集中治療科や総合内科といったところです．こういう診療科がすでにあり，長年の実績があるのなら，その病院はジェネラルな診療科を受け入れる素地があるということですから，立ち上げに関わる救急医にとってはやりやすいと思います．横断的な診療科がない場合，各診療科との診療範囲の調整が難航することも想定されます．救急医にとっては挑戦的な状況ですが，上層部としても調整に積極的に関わってもらいたいところです．

救急患者の出口問題に対処できるか

　他の項目でも詳しく取り上げていますが，救急医にとって悩ましいのは，各診療科のスキマに入ってしまう患者や，社会的入院を要する患者にどう対処するかとい

うことです.「断らない救急」を実践すればするほど,このような患者が増えてしまいます.

　病院によって体制は異なると思いますが,各診療科に明確に区別できない患者や,複数科にまたがる患者などを誰に依頼すればよいかが,しっかり決まっているかどうかが重要です.高齢患者が増加しているなかで,1 つの診療科に決まるというケースは減ってきて,むしろ分類困難例が増加しているので,この体制の確保はぜひお願いしたいところです.

　また,救命救急センターなどの高次医療機関では,誤嚥性肺炎や腰痛など,必ずしも自施設での入院適応にならないと考えられる患者について,後方施設に転院させることができるか,転院が必要となった場合に地域連携室などが転院調整を担当してもらえるか,というところは重要です.転院調整は非常に労力と時間をとられる作業なので,他部門に任せることができれば救急医のストレスを減らすことができます.

休暇の確保はできるか

　救急医が来ても,毎日ずっと勤務できるわけではありませんし,学会や突然の病気などで休むこともあるでしょう.そんなときに救急外来を誰に任せることができるかということです.救急医が来たからといって,各診療科の救急当番がいっせいに手を引いて,すべてを救急医に任せてしまうと,救急医が不在のときにどうバックアップするのでしょうか.救急医が多ければ救急医同士で融通がききますが,救急医が 1 人または少数だと,どうしても救急医が不在になることがあります.救急医にとっても安心して休むことができるようにサポートできる体制があるとありがたいです.女性医師の場合だと,産休や育児休暇,育児に伴う短時間勤務など,育児に関連する休暇が取りやすい環境であるかというところも大事でしょう(男性医師の場合でも育児休暇を取る人は増えてきているので同様です).

教育,研究体制はあるか

　救急医にとっては後輩の教育は重要な任務の一つです.もしかしたら将来自分の部下となって働いてくれるかもしれないし,あるいは他診療科に進んでも救急診療をしっかりやってもらえる,そんなつもりで教育しています.教育なしでは救急診療の質を保つことができません.しかし,忙しい救急外来で診療しながら教育することには限りがありますので,教育のための時間を確保できることが望ましいと思います.

　救急医自身のステップアップの一つに研究があります．救急外来を任せるような救急医を募集するため，専門医レベルの臨床知識はあって当然です．救急医がその病院でしかできない何か特殊な領域の知識・技術を求めて来てくれるのであれば話は別ですが，ジェネラルに臨床知識があって，さらにそこからステップアップしたいとなると，臨床研究がしたいという人もいるでしょう．ただ，研究の素養を持った人はあまり多くはいません．病院としてできることは，研究のための時間の確保，学会出張のための補助，大学院への進学のための補助などでしょうか．病院に研究部門があるならなおよいです．

　筆者は，現在の施設で勤務するにあたって，上記のような点を考えていました．幸い，常勤で勤務する前に非常勤として勤務する機会があったので，病院の雰囲気や人間関係などがとてもよくわかり，常勤で勤務しやすかったのを覚えています．これから救急医を募集する施設の方は，参考にしてみてください．

（近藤貴士郎）

● 引用文献 ●

1) EM Alliance. 〈https://www.emalliance.org/〉

Column 2　　救急外来の運営に有用な情報源

　救急外来の運営を任されたとしても，どのように運営すればよいのかわからないことも多いと思います．これまで救急外来を運営してきた諸先輩方にしても，手探りでそれぞれの病院に合うような運営をされてきたのでしょう．現在運営されている方々は，諸先輩方の失敗談や成功例が集まり，各施設に応用していることも多いのではないでしょうか．しかし，救急外来がかつてより普及してきて，よりシステマティックに運営している病院も増えてきましたが，まだまだ少人数で運営している病院もあると思います．

　EM Alliance (EMA) は全国の ER 型救急医や ER 型救急に関心のある医師の集まりで，メーリングリストによる情報交換やホームページ〈http://www.emalliance.org/〉での情報発信を行っています．ホームページでは症例集や書籍などの教育資源が紹介されていて，ER 型救急での臨床にすぐに役に立ちます．1 年に 2 回開催される EMA meeting では，著名な講師を招いた講演と，スタッフによるレクチャーで勉強し，そのあとに懇親会で全国の仲間と交流することができます．

　ER 型救急の管理運営を学ぶには，EMA が主催する ER 部門長としてのコース「Directors academy」があります．ER 型救急の部門長として，どのようにリーダーシップを発揮するか，他部署との交渉術，問題のあるスタッフへの対応，プレホスピタルとの連携などを学ぶことができます．ER 型救急の部門長をターゲットとして，管理運営を系統立ててまとめて学ぶことができる唯一のコースです．筆者も受講しましたが，他施設の同じような立場の人とディスカッションすることができて，大いに参考になりました．興味のある方は参加されてはいかがでしょうか．

（近藤貴士郎）

索引

259

外国語索引

専門外でも不安にならない
救急外来「はじめの一手」

2020年 2 月15日　1 版 1 刷　　　　　　　　　　　　　　©2020

監修者　　　編　者
いわ た みつなが　こんどうたか し ろう　　わたぬき さとし
岩田充永　　近藤貴士郎　　綿貫　聡

発行者
株式会社 南山堂　代表者 鈴木幹太
〒113-0034　東京都文京区湯島 4-1-11
TEL 代表 03-5689-7850　　www.nanzando.com

ISBN 978-4-525-41101-5　　定価（本体 3,200 円＋税）

A4110110101-A